KB119517

질 좋은 책

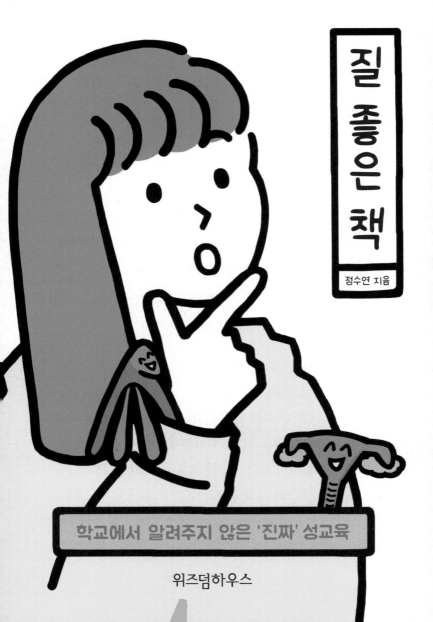

질 좋은 책

정수연 지음

학교에서 알려주지 않은 '진짜' 성교육

위즈덤하우스

이제는 '나' 스스로 '나의 몸'을 사랑할 때

성인이 되어 의과대학에 들어가서 의학을 공부하고, 자연스럽게 의사로 살아온 지 벌써 10년 차다. 산부인과 전문의로서 진료실과 수술실이 너무도 익숙해져버린 2019년 1월의 어느 날, 10대 여자 청소년들이 진료를 보러 우르르 병원을 방문했다.

여성의 신체, 첫 생리, 내 몸에서 갑작스럽게 일어나는 변화들, 그리고 섹스. 여성으로서, 어른으로서, 산부인과 전문의로서 너무도 잘 알고 있고 당연하게 여겼으며 이제는 무감각해진 이야기들을 아이들에게 다시 풀어내고 설명해주면서, 나의 어린 시절이 문득 떠올랐다. 나도 이 아이들과 크게 다르지 않았다. 당혹스럽고, 두렵기도 하고, 그냥 이렇게 모르는 채로 커가는 것이 당연한 일인 줄로만 알았다. 성과 신체 변화에 대해 어른들과 상의해봐야 한다는 생각도 하지 못했고, 그저 인터넷 카페를 뒤적이고 또래 아이들에게 상의하곤 했다.

그러다 문득 우리 여성들이 자신의 몸과 성에 대해 어떤 것을 정말로 알고 싶어 하는지, 나 역시 궁금해졌다. 그래서 내가 진료하던 아이들에게 성과 관련해 어떤 말을 가장 많이 들었는지, 그리고 어떤 것이 궁금한지를 알려달라고 했고, 그 목록을 정리하여 리뷰를 했다. 그 내용은 가히 충격적이었다.

아이들이 가장 많이 들었던 말은 "여자들이 조심했어야 했다, 네가 경솔했던 거다, 이 모든 것이 너의 불찰로 인해 발생한 일들이다" 같은 것들이었다. 나 역시 많이 들었던 말이다. 아니, 어른이 되어가면서 어느 순간 나 스스로도 나에게 그렇게 말하고 있었다. 내 신체 변화와 섹스에 대한 고민들이 내 자존감에 미친 영향을 더 이상 누군가에게 이야기하지 않으리라 다짐하며 원망의 화살은 나 자신에게 돌리곤 했다. 그럴 때마다 좀 더 울고 싶기도 하고, 허탈한 웃음을 터뜨리기도 했다. 나 역시 매번 산부인과 진료를 볼 때마다 긴장되고 불편했고, 무사히 진료가 끝나면 구원받은 듯한 기분이 들었다. 아울러 길을 잃은 듯한 기분도.

여자든 남자든 의외로 자신의 몸에 대해 잘 알지 못한다. 이성의 몸에 대해서도 무지하기는 마찬가지다. 이런 경향은 개인의 자존감은 물론 이성 관계에도 큰 영향을 미친다. 어린 여성들은 이 문제로 의기소침해지거나 산부인과에 막연한 두려움을 느끼며 스스로 몸을 챙기고 전문가의 도움을 받아야 한다는 사실을 모르면서 자라났고, 그 때문에 낮아진 자존감은 이후 사랑하는 사람과의 섹스에도 영향을 주었다. 섹스에 대해 정말 알아야 할 사실들은 배우지 못하고, 동등한 관계로 즐겨야 마땅할 섹스에 수동적인 자세로 임할 수밖에 없게 된 여성들이 참 많다. 이는 나이 먹어가면서 더욱 문제다. 결국 우리의 과거가 축적되어 현재, 미래가 되는 것이 아닌가. 완경(폐경)을 맞을 때까지도 자기 몸을 제대로 알 기회를 얻지 못해, 결국 결혼 생활이 흔들리거나 자존감의 문제와 맞부딪힌 여성을 많이 볼 수 있었다.

그렇기에 《질 좋은 책》을 감수하는 과정이 기뻤고, 즐기면서 마무리할 수 있었다. 왜 진작 이런 책이 나오지 못했는지 안타까웠고, 이 책을 준비해준 작가에게 감사했다. 바쁜 진료 시간에 나의 환자들에게 해주지 못했던 속 깊은 이야기를 이 책의 이야기, 작가의 말을 통해 전하려 한다. 이 책을 시발점으로 우리 나라에 만연했던 여성의 몸과 성, 산부인과 진료에 대한 많은 편견과 오해들이 개선되었으면 한다. 이런 작은 한 발짝, 한 발짝의 좋은 에너지가 모여 우리가 할 수 있는 방식으로 사회를 건강하게 만드는 것이다.

그래서 우리는 지금, 이 책을 읽어야 한다.

2019년 12월

정선화
산부인과 전문의,
대한병원의사협의회 홍보이사, (현)미사 하나산부인과 부원장

차례

3. 처녀막 같은 소리 하고 있네

4. 편의점보다 흔한 HPV

5. 콘돔보다 중요한 '성 건강검진'

6. 10대, 아직 섹스 하기엔 이른가요?

7. 알아도 계속 묻고 싶은 임신 가능성

8. 이제는 제대로 알아야 할 자위 이야기

9. 아프지 않은 섹스를 찾아서

부록 산부인과 사용 설명서

　살아오면서 종종 이런 내가 '정상인 건지' 궁금해질 때가 많았다. 예를 들면 분비물 하나 없이 뽀송뽀송한 팬티와 꽃향기 나는 질이 이상적인 것처럼 사회적으로 학습한 탓에 질을 있는 그대로 사랑하기 어려웠다. 오르가슴을 느낀 적이 극히 드물었는데, 이런 내가 불감증은 아닌지 돌아보거나 관계 후 자꾸 찢어지는 듯한 통증이 오면 이게 정상인 건지 네이버 지식iN에 검색해본 경험도 적잖이 있다.

　생각해보니 성 경험이 있기 전부터 '성'이라는 주제에 대한 궁금증은 제대로 해소되었던 적이 없는 것 같다. 보건 수업, 기술가정 수업 시간에 정자와 난자에 대해 수없이 들었는데도, 왜 첫 경험 문턱에 갔을 때까지 몰랐던 게 이리도 많았던 걸까? 사실 성만이 아니라 '내 몸'에 대한 탐구를 하는 데도 큰 도움을 받지 못한 채 성인이 되었고,

그래서 나중에 더 억울했다. 이 정도면 다 안다고 생각했던 월경이나 질염에 대해서도, 더 깊게 알수록 내 포궁이 이렇게 똑똑한데 왜 그동안 그렇게 몰라췄는지 내 몸에게 새삼 미안한 마음까지 들었다.

서로 대놓고 말할 수 있는 문화나 주제가 아닌 것처럼 여겨지다 보니, "나만 이런 것일까" 하는 의문이 늘 떠올랐다. 월경이 시작되면 어김없이 설사를 하고 주기 즈음이면 아래가 콕콕 찌르는 느낌이 드는데 나만 겪는 증상인지 궁금했다. 또 관계 후 유독 분비물이 평소보다 많이 나오거나 가려운 느낌이 들면 내 질이 유별나게 연약한가, 예민한가 싶어서 자꾸만 내 탓을 하고 다른 사람은 어떤지가 너무 궁금했다.

어쩌면 금기시되어온 주제는 섹스가 아니라 '여성의 몸'일지도 모르겠다. 어려서부터 내 몸에 대해서는 숨겨야 하는 것, 몰라도 되는 것이라고 듣고 자랐다. 하지만 나중에 제대로 알고 나니 내 몸이 너무 사랑스럽고 대견했다.

나는 이 책을 통해 여러분에게 이 말을 전하고 싶다.

"나도 당신과 똑같은 고민을 했고 많은 의학적 자료를 통해 내가 정상임을 알았으며 이 고민들은 결코 한 개인의 특수성이 아니다."

또한 인터넷에 떠도는 광고성 잡지식들이 아닌, 오직 건강만을 생각한 객관적인 정보와 해결책들을 알림으로써 내 또래 친구들은 물론 청소년들이 더 이상 혼자 고민하지 않게 해주는 것이 이 책의 목표다. 나도 그동안 누가 확실히 안 알려줘서 너무 힘들었기에, 누구보다 그 맘을 잘 안다.

살면서 섹스는 물론 내 몸에 대한 것들이 늘 궁금했다. 하지만 어디서 제대로 배울 기회도 없었고 인터넷은 내게 혼란만 주었으며, 병원은 여러 궁금증을 해결하기엔 눈치가 너무 보였다.

그래서 몇 년 전부터 거의 매일같이 관련 논문과 서적을 읽고 성교육 강의를 통해 알게 된 내용들을 블로그에 정리해 불특정 다수에게 널리 알리기 시작했다. 그러다 문득 이런 생각이 들었다. '왜 우리는 이걸 일일이 다 찾아내야만 하지? 한 번에 정리해놓은 문서도 없네.' 서점에 가면 임산부를 위한 백과사전은 많지만 임신, 출산과 상관없이 온전히 여성의 포궁 건강만을 다룬 책은 드물었다. 백과사전까지는 아니더라도 우리가 흔히 궁금해하는, 가려운 곳들을 긁어주는 책이 거의 없다는 것을 알고 나니 속상했다. 그리고 책 내용을 바탕으로 성교육 강의를 한 후 많은 학생들로부터 "학교에서는 알려준 적 없는 성교육이어서 매우 유익했다" 같은 쪽지를 받고 나니, 더 이상 지체하면 안 되겠다는 확신이 굳어졌다.

그래서 수년간 쌓아온 성 상담 데이터베이스와 전문가분들과의 정기적인 스터디를 통해 배운 우리 몸에 대한 지식을 산부인과 전문의의 검토를 받아 한 권의 책으로 만들었다. 이것이 완벽한 백과사전이 될 순 없겠지만, 적어도 이런 책이 세상에 존재한다는 것만으로도 누군가에게 위로가 될 수 있으면 정말 좋겠다.

'자궁'은 '포궁'이라 한다

이 책에서는 아들 '자(子)'를 쓴 '자궁(子宮)'이라는 말 대신 세포 '포(胞)'를 쓴 '포궁(胞宮)'을 사용한다. 딸이든 아들이든, 태아가 생겨나고 자라나는 신체 기관을 가리키는 말에 '아들'만 명시되어 있는 것을 보면 언어 속에 숨어 있는 여성 혐오를 느낄 수 있다. 최근 〈서울시 성평등 언어 사전〉과 국립국어원 〈표준국어대사전〉에도 '포궁'이 등재되었다. 세상이 바뀌고 있어, 대단히 기쁘다.

다만 자궁내막증, 자궁경부암 등의 병명이나 의학 용어는 의학검색엔진 KMLE에 등재된 대로 쓸 수밖에 없었으며, 이해를 돕기 위해 병명과 겹쳐서 쓴 문장에서도 자궁이라는 단어를 썼다. 이때에는 '자'를 '자식, 아이'라는 뜻으로 생각하면서 노여움을 푸셨으면 한다. 다행히(?) 고증에 따르면 이 글자에는 두 의미가 모두 존재한다고 한다.

'산부인과'는 경우에 따라 '여성의학과'라 한다

산부인은 출산을 의미하는 '산'과 기혼 여성을 의미하는 '부인'의 합성어다. 산부인과는 현재 국제적으로 통용되는 공식 명칭이지만 이 병원은 출산을 앞둔 기혼 여성만이 아니라 비출산, 비혼, 미혼 여성도 얼마든지 갈 수 있는 곳이므로 앞으로는 '여성의학과'로 더 많이 불리기를 바라본다. 이 책에서는 공식 명칭을 따라 '산부인과'라고 부르되, 경우에 따라 '여성의학과'라 하겠다.

'처녀막'은 '질막'이라 한다

처녀막이라는 단어를 질막, 질둘레막, 질주름으로 대체해 부르자는 논의가 꾸준히 있어왔다. 질막, 이제까지 처녀막이라고 불려온 신체 일부는 여성이 처녀인지 아닌지 가리기 위해 있는 것이 아니므로 이 책에서는 질막이라 부르기로 한다.

'사후 피임약'은 '응급 피임약'이라 한다

보통 사후 피임약이라고 하는 응급 피임약은 다양한 부작용을 수반하는 고농축 호르몬제다. 피치 못할 경우가 아니면 먹지 않는 것이 바람직한 약이므로, 피임을 사전/사후에 한다는 발상으로 '사후 피임약'으로 부르는 것보다는 정말 응급할 때 먹어야 하는 '응급 피임약'이라는 표현이 더 약의 성격에 알맞으며 남용을 방지할 수 있을 것이라 본다.

이 책의 근본적인 목적은 모든 사람들이 실제로 병원, 약국에 갔을 때 책을 통해 알게 된 지식을 활용할 수 있게 도와주는 것이다. 그래서 자궁 외에도 아직 사회에서 주로 통용되고 있는 남성중심적인 의학 명칭을 모두 새로운 단어로 바꿔 쓰기에는 한계가 있었다. 건강 서적으로 분류될 이 책에 새로운 단어를 사용하는 것은 책의 완성도를 낮추는 일이기도 해서 최선의 지점을 찾고자 했다. 또한 아직 성에 대한 단어도 잘 모르고 성 지식도 부족할 수 있는 어린 독자들도 이해할 수 있을 정도로 쉽게 쓰려 노력했다.

1
질염 같아도
자책할 필요 없어

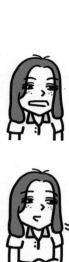
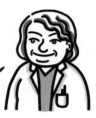

쌤, 저 털에 자꾸
뭐가 끼는데 왜 그래요?

그냥 분비물이 털 사이에
붙었다가 마른 거예요.

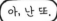

아, 난 또.

별거 아냐. 나도 그래.

그럼 팬티를 갈아입을 때
보면 왜 맨날 누래요?

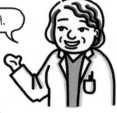

질염에 걸린 게 아니라면,
원래는 투명한 분비물이었을
거예요. 그게 그냥 말라서
굳은 거죠, 뭐.

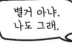

아, 난 또.

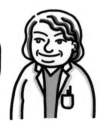
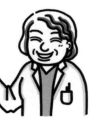

별거 아냐.
나도 그래.

질염은 여성이라면 누구나 걸릴 수 있고 감기처럼 언제나 찾아올 수 있다고 한다. 그런데 막상 걸리면 가렵기도 하고 불편해서 기분이 썩 좋지 않다. 그리고 정확히 어떤 증상이 질염인지 헷갈려서 혼란스러울 때가 많다. 분비물이 나오면 무조건 다 질염일까? 냉으로 축축해진 팬티를 보고 있자니, 다른 사람은 어떤지 궁금해진다.

문제는 질을 가진 우리도 아직 어디까지가 질염인지 모르겠는데, 사회는 여성들에게 향기 나는 질과 뽀송한 팬티만이 건강하고 섹시한 여성의 미덕이라고 학습시킨다. 그래서 인터넷 댓글이나 파트너의 말을 통해 수치심을 느끼게 되기도 한다.

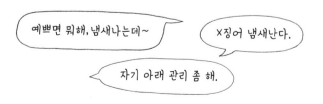

예쁘면 뭐해, 냄새나는데~

X징어 냄새난다.

자기 아래 관리 좀 해.

오히려 여성의 몸에서 일어나고 있는 현상들을 '더럽다'고 표현하는 폭력적인 잣대야말로 더럽다.

개탄스럽게도 최근 해외에서는 하루 동안 입은 자신의 팬티가 분비물 없이 깨끗함을 SNS에 인증하는 일명 '팬티 챌린지'가 유행이었다. 질에서 나는 시큼한 냄새와 투명한 분비물은 지극히 정상이며 건강한 몸 상태를 의미한다. 설령 냄새가 좀 다르고 색깔이 있는 분비물이라고 해도 우리 몸에서 일어나는 일을 여성들은 조금도 부끄러워할 필요가 없다. 감기처럼 오는 질염이라면서? 누구도 감기를 부끄러워하지는 않는다.

그리고 여러 매체에서는 질염의 원인이 여성의 생활 습관에만 있는 것처럼 말하는데, 실상은 그렇지 않다. 화학물질 덩어리인 월경 용품은 물론이거니와 섹스와 애무 과정 속에서도 그 원인이 수두룩 빽빽이다. 즉 질염은 더 이상 개인의 면역 문제만이 아니며 외부 요인이 매우 다양함을 이 장에서 명확히 알리고 싶다.

지금부터 질염과 헷갈리는 증상부터 질염의 원인과 해결책들까지 낱낱이 살펴보려 한다. 이 장을 다 읽고 난 후부터는 부디, 우리 몸에서 일어나고 있는 현상들에 더 이상 자책하지 않게 되기를!

그건
질염이 아니야

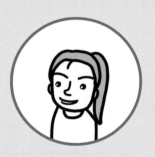

Q. 나 혹시 질염일까?

A. 여러분이 질염에 걸렸다고 생각하는 이유가 다음 중 하나라면, 지극히 건강한 몸 상태이므로 걱정하지 않아도 된다.

시큼한 냄새

여성의 생식기는 산성 pH(pH 3~4.5)일 때 가장 건강하다. 성기에서 발효된 것 같은 약간 시큼한 냄새가 난다면, 몸 상태가 대단히 건강하고 정상적이라는 뜻이다. 하지만 질이 산성 상태에서 벗어나게 되면 대표적인 알칼리성 냄새인 생선 비린내(의학 교과서에서 사용하고 있는 표현대로 씀)가 나게 되므로, 더 악화되기 전에 병원을 찾아 적절한 치료를 받는 것이 좋다.

그렇다면, 우리 질은 왜 '산성'일 때 건강한 걸까?

'성기가 산성 pH를 유지하고 있다'는 것은 질에 정상 상재균(칸디다균 등)보다 유익균(=유산균=락토바실러스)이 더 많다는 말이기 때문이다. 여기서 상재균이란 성 경험과 무관하게 세 살 꼬마도 보유할 수 있는 균을 말한다. 즉 상

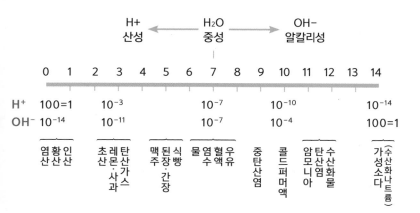

산성과 알칼리성의 정도

재균과 유산균 모두 인간이면 누구나 가질 수 있는 균인데, 두 균의 비율에 있어 유산균이 훨씬 많은 상태가 바로 질이 산성 pH를 유지하고 있을 때인 것! 참고로 유산균은 여성의 성기에만 있고 남성의 성기에는 상재균만 있다.

즉 산성 pH 상태에서는 유익균이 더 많기 때문에 질이 질염균, 성병균 등에 상대적으로 저항성을 가진다. 포궁의 매우 바람직한 면역 체계 상태인 것이다.

여성 청결제, 꼭 필요할까?

그럼 산성 pH를 유지하기 위해서 우리 모두 산성 세정제를 써야 할까? 그렇지 않다. 놀랍게도 우리 질은 자정작용이 뛰어난 친구라 pH조절제(락틱애씨드=젖산균, 시트릭애씨드 등)가 들어간 세정제를 굳이, 굳이, 꼭 사용해야 할 필요는 없다. 혹 질염 때문에 세정제를 쓰려고 한다면, 그보다 질 건강에 도움이 되는 유산균 복용을 권한다. 그 편이 효과가 더 빠르다. 질염을 낫게 해준다고 광고하는 세정제가 있다면 광고법을 위반하고 있는 것이다. 외음부 세정제는 의약품이 아니며, 의약품과 엄격히 구분된다.

자, 그럼 우리 성기를 어떻게 씻는 것이 좋을까? 외음부를 씻을 때는 미지근한 물을 흘려 보내서 음모부터 소음순과 대음순 사이에 낀 치구와 대음순 바깥쪽에 묻은 분비물을 가볍게 씻어주면 된다. 치구는 쉽게 말해 눈곱 같은 것으로 외음부에 치구가 쌓이는 것은 굉장히 자연스러운 현상이다. 여성은 주로 소음순과 대음순 사이에, 남성은 음경의 포피와 귀두 사이에 치구가 끼는데 나쁘거나 더러운 노폐물이라기보다는 오히려 항균 효과가 있는 분비물이라고 할 수 있다. 다만 오럴 섹스를 앞두고 상대를 배려하고 싶거나 아무래도 이젠 좀 씻어내고 싶은 순간이 온다면(?) 평소에는 앞서 설명한 방법으로 주 2-3회 정도 씻으면 된다. 다만 냉, 대하가 심하다면 세균 번식을 막기 위해 자주 씻어줄 것을 권한다.

한 가지 기억해야 할 것은 외음부를 씻되 질 안을 씻어서는 안 된다는 것이다. 혹시 질 세척(질 안을 씻는 행위)을 하고 있다면 당장 멈춰야 한다. 전문의의 판단에 따라 질정을 사용하는 것이 아닌 한, 본인이 직접 손으로 질 안을 세척하는 것은 매우 위험하고 비위생적이며 이때 세균과 염증이 질 안에 전파될 수 있다. 외음부를 씻을 때도, 샤워기를 질 입구에 가까이 갖다 대지 말자. 높은 수압으로 인해 질 안에 물이 들어갈 수 있는데, 물(중성)이 질에 들어갈 경우 질의 산도가 깨져 병원균에 대한 저항성이 떨어지면 세균성 질염에 걸릴 수 있다. 같은 이유로 세안용 비누로 씻는 것도 위험하다. 비누는 알칼리성 물질이기 때문이다. 또 질은 민감한 점막과 피부이므로 너무 뜨겁거나 차가운 물보다는 미온수로 씻도록 하자. 질에 물이 들어가지 않도록 샤워기를 배꼽 밑에 댄 채, 흘러내리는 물로 조심히, 가볍게 씻어내도록 하고 당연한 말이지만 반드시 사전

에 손을 깨끗이 씻어야 한다. 엄지와 검지를 이용해 소음
순과 대음순 사이를 벌려서 씻어내면 편리하다. 다만 손톱
을 짧게 깎아야 하고 절대 세게 문지르거나 벅벅 긁지 말
고 아주 가볍게 물로 닦아내는 정도여야 한다.

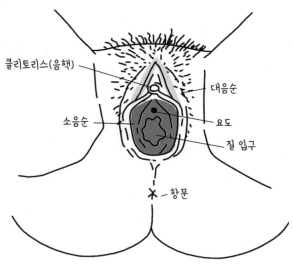

● 치구가 생기는 곳
● 씻을 때 건드리지 말아야 할 부분

클리토리스(음핵)
대음순
소음순
요도
질 입구
항문

외음부의 구조

투명한 분비물

나는 과거에 팬티가 늘 뽀송했으면 좋겠다는 생각을 한 적이 있다. 내 몸에서 나오는 분비물이 싫고 어쩐지 찝찝해서 질에서 아무것도 나오지 않으면 좋겠다고 생각했던 것이다. 하지만 언제나 분비물 하나 없이 깨끗한 팬티는 의학적으로 불가능하다. 오히려 투명한 분비물이 나오고 있다면 매우 건강한 상태다! 이젠 분비물이 나와도 그러려니 하게 됐다. 질이 내 건강을 위해 열심히 일하고 있는 중이겠거니 싶어서 고마운 마음까지 든다.

> "질 분비물은 눈물이 이물질을 씻어내는 것이나 피부 각질이 때로 나오는 것과 비슷하다. 수명을 다해 자연스럽게 떨어져 나오는 질 점막 세포, 이물질을 씻어내는 역할을 하는 애액, 나쁜 병원균이 번식하지 못하게 산성을 유지해주는 유산균 등의 복합물이다. 자정작용을 잘하고 있다는 증거다."[1]
>
> — 산부인과 전문의 윤정원

그런데 투명한 분비물이 아니라 불투명하거나 노란색, 초록색이라면 정상적인 분비물이라 할 수 없으므로 전문의의 진료가 필요하다. 분비물의 색깔이나 성관계 시 통증, 가려움 유무 등에 따라 질염의 종류가 나뉘므로 옆 페이지의 표를 참고 바란다. 분비물의 존재보다 그것의 특징에 유의하는 것이 좋다. 분비물 자체는 질이 있다면 당연히 나올 수밖에 없는 것이니까.

옆 페이지의 표에는 없지만 완경 후 여성호르몬 감소로 인한 위축성 질염(노인성 질염)도 있다. 질 점막이 얇아지면서 분비물 자체가 감소하여 건조해지다 보니 작은 자극에도 출혈 및 염증이 생길 수 있다. 이로 인해 짙은 황색의 고름 같은 분비물, 성교통, 가려움 등을 겪을 수 있으며 혈뇨, 요실금과 같은 비뇨기 질환이 동반되기도 한다.

흔하게 볼 수 있는 질 분비물로 냉도 있다. 투명하거나 엷은 크림색 점액질 분비물인 냉은 대하라고도 하며, 붙여서 냉대하라고도 부른다. 갑자기 냉이 주르륵 흘러서 당황한 적이 있을 것이다. 냉의 원인은 추운 날씨 및 호르몬의 영향으로 알려져 있다. 냉 그 자체는 자연스러운 현상이나

질염의 종류

	칸디다 질염	세균성 질염	트리코모나스 질염
분비물 특징	무향의 치즈 형태	생선 비린내가 나며 흰색 또는 회색	노란빛을 띤 초록색 거품이 남
원인	1. 경구 피임약 복용 2. 임신 3. 단순당 섭취 4. 당뇨 5. 항생제, 항암제, 스테로이드제 사용 6. 면역 억제된 상태	1. 잦은 성교 2. 질 세척을 포함한 잘못된 질 세정법	성병으로 분류됨
성교통	심함	약간	심함
가려움	매우 심함	약하게 있음	어느 정도 있음

■ 체질적으로 여성호르몬 분비가 많거나 유제품, 육류 섭취를 자주 하는 여성이 피임약 장기 복용까지 하게 되면 호르몬 과잉으로 인해 칸디다 질염에 걸릴 수 있다는 논문이 보고되었다. 피임약을 사면 부작용 란에 고지되어 있는 부분이기도 하다.

이로 인해 외음부에 세균이 번식해서 염증을 일으킬 수 있으니 번거롭더라도 속옷을 자주 갈아입거나 하복부를 따뜻하게 해주는 것이 우리가 할 수 있는 최선이다. 하지만 장기적으로 냉 분비를 겪고 있다면 질염도 겸할 확률이 높으므로 산부인과에 들러 적절한 치료가 필요하다.

배란 점액

생리 예정일 2주 전이 되는 날부터 약 3일간을 '배란기'라고 한다. 배란기는 직관적으로 말하면 임신이 잘되는 시기이고, 의학적으로 정의하면 난소에서 만들어진 난자가 배출되는 때다. 이 시기 동안에만 날달걀의 흰자위처럼(냉보다는 점성이 약하지만) 끈끈한 무색무취의 배란 점액이 분비되는데 점액은 정자가 평소보다 포궁 경부까지 진입하기 더 쉽게 해주기 때문에 임신 가능성이 높아진다. 또한 냉처럼 아무 날에나 불쑥불쑥 나오는 것이 아니라 배란기 즈음에만 나오는 것이 특징이다. 그러므로 배란기에 배란 점액이 나왔다면 월경 사이클대로 몸이 일을 잘 하고 있는 것일 뿐 질염이 아니니, 염려하지 않아도 된다.

종종 컨디션이 안 좋으면 배란기에 배란 점액과 피가 섞인 갈색 냉이 나오기도 하는데, 수개월간 지속적일 때에는 전문의의 진료가 필요하다. 만약 배란기가 아닐 때에 갈색 냉이 나온다면 질염(가려움까지 동반)이나 자궁경부염, 자궁경부이형성증 또는 착상혈(임신)을 의심해볼 수 있다.

한눈에 보는 질염

1. '모든 분비물 = 질염'이 아니다.
2. 질은 무향이 아니다. 약간 시큼한 냄새가 난다! 그게 정상이다. 시중에 판매되는 'Y존 퍼퓸' 같은 제품을 생식기에 사용할 필요가 전혀 없으며 질 건강에 이롭지도 않다.
3. 우리 질은 똑똑해서 자정작용을 잘하므로 세정제에 의존할 필요가 없다.

질염,
14가지 원인과 해결책

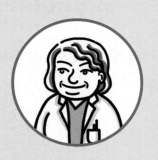

Q. 질염에 걸리는 원인은 무엇일까?

A. 다음 중에서 자신에게 해당하는 사항이 있는지 살펴보자.

1. 샤워 후 제대로 안 말려서 질이 습한 상태

질을 축축한 상태로 방치하면 세균 번식이 쉬워 질염에 걸릴 수 있다. 그렇다고 드라이기나 핸드 선풍기로 말리면 먼지들이 성기에 묻을 수 있으니 삼가야 한다. 수건으로 톡톡 두드려 닦은 후 최대 1분 정도만 자연 건조를 시키고 속옷을 입자. 그리고 질 건강을 생각하면 딱 달라붙는 삼각 팬티보다 남성용 트렁크나 드로즈가 좋다. 나는 2년 전부터 외출할 때도 남성용 드로즈를 입고 있다. 드로즈는 허리 고무 밴드가 넙적해 살을 파고들지 않고 사타구니 쪽에 여유 공간까지 있어서 여성용 삼각 팬티보다 훨씬 편하다. 부득이하게 삼각 팬티를 입어야 한다면 풍기인견, 모달, 면 등의 통풍이 잘 되고 신축성이 좋은 소재에 사이즈가 넉넉한 팬티를 착용하는 것이 좋다.

2. 꽉 끼는 하의를 자주 입는다

1번과 같은 맥락으로, 겉옷 때문에 통풍이 안 되어 질이 습한 상태가 되면 질염에 걸리기 쉽다. 스키니진, 스타킹

은 모두 통풍이 안 되어 질 건강에 쥐약이다. 밑위 길이가
긴 바지, 롱원피스, 통이 넉넉한 치마를 추천한다.

3. 향기 나는 휴지나 생리대 사용

화학물질이 들어간 제품도 질에 영향을 준다. 특히 향이
나는 위생 용품의 향료나 탈취제 성분은 질에 악영향을 줄
수 있다. 그러므로 건강을 생각한다면 무향·무표백·무형
광 제품을 사용하는 것이 좋다.

4. 대변 보고 휴지로 닦는 방향이 뒤에서 앞이다

요도에서 시작해 항문 방향으로 닦아내야 하는데, 그 반
대로 닦는 경우가 많다. 여성은 신체 구조상 남성에 비해
항문과 요도가 매우 가까운데, 항문의 대장균이 요도로 들
어가면 방광염에 걸릴 수 있다. 그런데 요도와 질도 서로
가까이 위치해 있어서, 방광염에 걸리면 질염까지 함께 발
생하기 쉬우므로 앞에서 뒤로 닦는 것이 여러모로 좋다.
앞쪽을 먼저 닦고 휴지를 반 접은 후, 뒤쪽을 닦아야 한다.

5. 소변을 본 후 너무 세게 벅벅 닦아서 자극을 준다

문지르지 말고 가볍게 눌러 묻은 소변을 흡수시킨다는

느낌으로 닦아내자. 굳이 휴지로 문질러서 요도에 마찰을 세게 줄 필요 없다.

6. 생리 중, 생리 직후는 질이 취약한 시기

유독 생리 직후에 질염에 잘 걸리는 것 같은데, 사실 기분 탓이 아니다. 피(월경혈)는 중성이라서 생리 중에는 질이 산성 상태를 유지하기 어려워지기 때문이다. 즉 생리 중에는 외부 균에 대한 저항력이 매우 떨어져 있는 상태! 그래서 나는 질에 좋은 유산균을 생리 때만큼은 꼭 챙겨 먹으려고 노력한다. 유산균을 미리 투입시켜줘야 생리 끝나고 질염에 걸릴 확률을 낮출 수 있다. 그런데 장에 좋다는 아무 유산균이나 먹어서는 질 건강에 직접적인 도움이 되지 않는다. 질이 산성을 유지할 수 있도록 도와주는 'UREX 프로바이오틱스'가 들어간 제품을 먹어야 한다. 해당 제품으로는 락토필듀오, 펨도피러스, 엘레나가 있으며 공복에 물과 함께 복용하거나 지방이 많은 식사 및 음료 (우유)와 같이 먹으면 유산균의 생존률이 높아진다.

7. 잦은 팬티라이너 사용

팬티라이너를 자주, 장시간 사용하면 화학물질에 노출

되는 것은 물론 외음부가 습해질 수 있어서 질염 및 접촉성 피부염을 유발한다. 상황에 따라 다르겠지만 나는 주기에 따른 어느 정도의 분비물(냉, 배란 점액)은 감안하고 살려고 한다. 남성용 드로즈를 입으면 걸어 다닐 때만큼은 팬티의 안감과 성기가 직접 닿지 않고 그 사이에 약간의 공간이 있기 때문에 마찰을 줄일 수 있는 장점이 있다. 하지만 사회 생활을 하다 보면 팬티라이너만큼 냉대하를 간편하게 처리할 수 있는 방법이 전무하다 보니 참 딜레마다.

8. 배스밤 사용

배스밤의 핵심 성분은 베이킹소다(탄산수소소듐, 중조)인데, 이 물질은 알칼리성이라 건강한 질 속 pH에 악영향을 줄 수 있다. 배스밤에는 그 외에도 각종 글리터, 색소, 향료 등이 들어 있어 안심하긴 힘들다. 가끔 혼자 기분 내고 싶어서 사용한다면 짧은 시간만 쓰는 것이 좋겠다.

9. 제대로 씻지 않고 섹스해서

이는 성관계로 인한 방광염의 원인 중 하나이기도 하다.

10. 섹스 파트너가 상재균 또는 성병균을 가지고 있어서

상재균은 성별에 상관없이 남성도 보유할 수 있는 균이다. 통 안 그러다가 저 사람과 관계만 하면 아래가 간지럽고 분비물이 많이 나온다면, 성관계로 인해 상대에게 상재균을 옮았을 수 있다.

성병균은 잠복기 때문에 당장 육안으로 확인하기 어려운 경우가 많아, 관계 이후 한참이 지나서야 증상으로 겪게 될 수도 있다. 그러므로 콘돔 사용은 물론이거니와 반드시 관계 전에 상호 STD(성병) 균 검사를 시행해야 한다. 콘돔으로 100퍼센트 막을 수 없는 성병이 생각보다 매우 많다.

11. 비위생적인 손으로 핑거링을 받았을 경우

이 책에서 핑거링은 여성의 질에 손가락을 삽입하는 행위를 말한다. 우선 핑거링을 비위생적인 손으로 하게 되면 질 안에 다양한 세균이 유입되어 세균성 질염에 걸릴 수 있다. 따라서 여자가 원할 경우 또는 본인이 삽입 자위를 하고 싶은 날이라면, 반드시 깨끗하게 손을 씻은 후 손가락에 콘돔을 씌워서 해야 한다.

12. 오럴 섹스

최근 호주에서 발표된 학술 논문[2]에 의하면 오럴 섹스로도 비임균성 요도염(성병인 임질균이 아닌 균으로 인해 발생하는 요도염)에 걸릴 수 있다고 한다. 위에서 언급했다시피 요도와 질은 서로 가깝기 때문에 질염도 함께 유발할 수 있고 요도염은 남성도 예외가 아니다.

그럼 구강 청결제로 가글을 하고 오럴 섹스를 하면 될까? 차선책이기는 하지만, 일반 구강 청결제로 입속 균을 완벽하게 없애는 것은 사실상 불가능하다. 따라서 펠라치오(입으로 남성의 성기를 애무하는 방식)를 받은 성기가 그대로 콘돔도 없이 질 속으로 들어오면 요도염 및 질염에 걸릴 수 있는 것이다. 입속의 균이 남자의 성기에, 그 성기의 균이 다시 질 속으로 옮겨가는 셈이니 말이다.

물론 콘돔을 씌울 경우엔 훨씬 낫겠지만, 음낭에도 펠라치오를 했다면 완전히 안심할 수 없다. 음낭은 콘돔으로 씌울 수 없는데, 관계 도중 성기끼리 닿으면서 음낭에 묻은 균도 옮을 수 있다 .

커닐링구스(입으로 여성의 성기를 애무하는 방식) 또한 마찬가지다. 입속의 균이 직접적으로 여성 성기에 접촉하므로 염증이 생길 수 있다. 특히 파트너가 흡연자라면 질 건강에 더 최악이다. 그리고 혀로 클리토리스를 애무하는 것이 커닐링구스의 정석인데 애꿎은 소음순이나 대음순, 클리토리스 밑에 있는 요도를 물고 잡아당기면 외음부가 붓고 쓰리고 따갑게 된다. 말할 것도 없지만 질 안에 혀를 넣어보려는 시도 또한 여성에게는 아무 쾌감도 주지 못하며, 굉장히 비위생적이고 쓸데없는 짓이다. 음란물의 폐해라고 할 수 있다.

오럴 섹스의 문제점은 성기 질환 외에도 많기에, 다른 장에서 추가로 다루겠다.

13. 잦은 성관계 (세균성 질염의 원인)

2012년 발표된 한 SCI 논문[3]에 따르면 남자 성기의 비유산균이 질 속 유산균(유익균)을 아주 빠른 시간 안에 몰아낼 수 있다. 심지어 섹스로 인해 단 하루 만에 유산균이 사라지는 케이스도 있었다. 그런데 여성의 질 점막 조직에 유산균이 부족하다는 것은 곧 포궁의 면역 체계가 나빠졌다는 말과 같다. 질이 산성 pH일 때는 유산균의 개체수가 많아서 외부 균에 대한 저항력이 강해진다. 그런데 섹스로 인해 유익한 균들이 사라지면 질이 산성 pH에서 벗어나게 되어 세균성 질염이 발생하기 쉬워지는 것이다.

여성과 달리 남성의 성기에는 유산균이 없기 때문에, 위와 같은 일이 발생하게 된다. 물론 콘돔을 착용한다면 음경에 있는 박테리아를 방어할 수 있다. 하지만 관계 도중 음낭의 접촉까지 피할 수는 없다. 따라서 활발한 성관계를 하고 있다면 더욱 질 유산균을 챙겨먹고, 너무 잦은 성관계는 지양하기를 권한다. 먹는 유산균이 만능은 아니니까. 참고로 하루에 많이, 또는 너무 자주 하는 성관계는 매체에서 흔히 말하는 '허니문 방광염'의 원인이기도 하다.

14. 정액, 쿠퍼액

정액과 쿠퍼액은 pH 7.2-8.0 정도의 약알칼리성이라 여성의 건강한 질의 산성 pH를 중화시켜 세균성 질염을 일으킬 수 있다. 그러므로 콘돔 착용은 여러모로 필수라는 것!

브라, 입든지 말든지! 가슴은 그냥 몸일 뿐이야

질염의 원인을 다루면서 팬티 이야기를 하다 보니 브래지어 이야기를 안 할 수가 없다. 단언컨대 최고의 브라는 '노브라'다. 나는 노브라 3년 차인데 전보다 소화가 정말 잘되고 가슴은 물론 어깨부터 등까지 큰 해방감을 느낀다. 가끔 브래지어를 입으면 착용과 동시에 호흡이 불편해져서 역시, 노브라가 답이구나 싶다.

그런데 이렇게 편함에도 불구하고 왜 여전히 대다수의 여성들은 가슴이 처질까 봐, 유두가 보일까 봐 등의 이유로 브라를 착용하고 있을까? 남성중심적인 사회이다 보니 여성의 가슴을 성적 대상으로 보는 경향이 강하기 때문이 아닐까? 우리를 포함한 사회 전체가 여성의 가슴은 성적 대상이 아니라, 그저 여성이 소유하고 있는 신체의 일부일 뿐이라고 여긴다면 더 이상 노브라가 금기시되거나 에티켓 없는 행위로 보여지지 않을 것이다.

옷 위로 유두가 보이는 것이 정 신경 쓰인다면 캡이 달린 내의를 입거나 니플패치를 사용하면서 '탈브라'를 시도해보면 어떨까? '여성용품'이라는 물건들 중에는 어쩐지

보기에만 좋고(?) 건강에는 쥐약인 것들이 참 많은 것 같다. 인간이라면 누구나 편안하고 건강에도 좋은 것을 선호할 것이다. 그것이 누군가의 기대를 저버리거나 고착화된 미의 기준을 깬다고 하더라도 일단 내가 편하고 볼 일이니까~! 아이 돈 케어야!

질염만큼
걸리기 쉬운 방광염

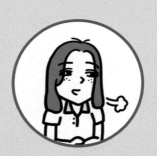

방광염은 항문에 있는 대장균이 요도를 타고 방광으로 들어가서 생기는 염증을 가리킨다. 그런데 여성은 요도 입구가 항문과 매우 가깝고 요도의 길이도 3-5센티미터에 불과해 질염만큼 방광염도 걸리기 쉽다.

즉 여성은 일생 동안 최소 한 번은 방광염에 걸릴 수밖에 없다고 말해도 과언이 아니다. 반면 남성은 요도 길이가 15-20센티미터나 되고 전립선에서 분비되는 항균성 물질이 요도로 올라오는 균을 죽이기 때문에 방광염에 비교적 덜 걸린다.

방광염의 주요 원인

면역력 저하

성 경험과 무관하게 피곤하면 질염만큼 쉽게 걸리는 것이 바로 방광염이다. 물론 몸이 아프거나 컨디션이 정말 안 좋을 때 성관계를 해도 방광염에 걸릴 수 있으니 아플 땐, 그저 푹 쉬어야 한다.

오줌 참는 습관

외부적인 여건상 혹은 그저 습관적으로 오랜 시간 오줌을 참는 사람들이 있는데 자칫 방광염에 걸릴 수 있으니 오줌 마려운 느낌이 들면 바로 화장실로 직행하는 습관을 들이자.

잦은 성관계

성관계가 어떻게 건강한 질의 산성 pH를 깨뜨리는지 앞서 설명했다. 콘돔으로 어느 정도 예방할 수 있지만, 잦은 성관계로 인해 이 산성 방어막이 깨지면 평소 같았으면 막을 수 있었던 균에게도 속수무책으로 당할 수 있다.

임신

포궁이 방광을 누르기 때문에 방광염에 걸리기 쉽다.

성병균

성관계를 통해 유레아플라즈마 유레아라이티쿰, 마이코플라즈마 호미니스, 마이코플라즈마 제니탈리움 등의 균에 감염되면 방광염에 걸릴 수 있다.

성관계 전후로 소변을 꼭 보자!

성관계 도중에라도 소변이 마려우면 바로 화장실에 가는 것이 가장 좋다. 파트너가 지루라서 관계 시간이 길어지게 되면 소변 볼 타이밍을 놓치게 되는데, 이는 방광 건강에 좋지 않다.

UREX 프로바이오틱스(질에 좋은 유산균), 크랜베리 쥬스, 디마노스 영양제 먹기

세균성 방광염에 긍정적인 영향을 줄 수 있는 제품들이다. 방광염의 원인(세균성/과민성)에 따라 적합한 영양제가 다르므로 의·약사와 상의 후 구매하자.

용변 본 후 뒤처리 확인

대변을 본 후 앞에서 (중간에 휴지 한 번 접고) 뒤로 닦는다.

물 충분히 마시기

소변의 박테리아를 희석시키기 위해 매일 충분한 수분(물)을 섭취한다.

애인과 함께 하는 성병 검사

성관계 전에 반드시 두 사람 모두 STD 균 검사 12종을 받아볼 것을 권한다.

병원은 빨리 갈수록 좋다

무엇보다도, 방광염인 것 같으면 일단 빨리 병원에 가자. 의학적 치료가 답이다.

2
할 때마다 궁금한
생리 이야기

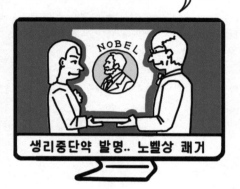

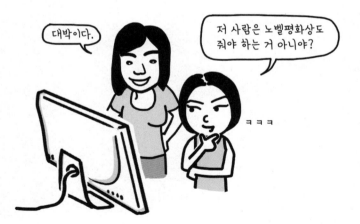

2

아주 어렸을 때는, 나도 언니들처럼 생리대를 차보고 싶었다. 하지만 이젠 내 동생이 최대한 늦게 초경을 했으면 좋겠다. 친구들과 장난처럼 그러나 진심으로, 생리를 멈추게 하는 약이 나오면 좋겠다는 이야기를 할 정도니까. 어김없이 '그날'이 찾아오면 언제나 그렇듯 기분이 별로지만 그렇다고 아예 안 하면 별별 이유들—설마 임신일까, 요즘 몸이 안 좋나?—로 불안해지니, 월경은 우리에게 참 귀찮은 루틴이다.

매달 찾아오는 '걔'에 대해 많이 알수록 조금 덜 짜증날 것 같아서 이 챕터를 통해 참 해도, 안 해도 고민인 월경의 이모저모를 다뤄봤다. 생리 때마다 왜 설사를 자주 하는지, 밑 빠지는 느낌은 왜 드는지, PMS를 완화시킬 순 없는지 등등, 2년간 온라인 성 상담을 해오면서 가장 많이 들었던 질문들만 모아서 문답식으로 구성했다.

생리통,
어디까지 알아봤니?

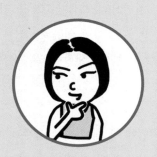

생리통을 겪을 때마다 여자로 태어난 것을 후회한다는 푸념을 안 해본 사람이 있을까 싶다. 진통제가 들을 때까지 기다리는 시간은 너무나 길게만 느껴지는 데다 초반 3일 간은 가장 불편한 느낌이라 화딱지가 난다. 사실 완벽하게 편하고 쾌적한 생리를 할 바에야 그냥 안 하고 싶지만, 이 책을 읽고 있는 대다수의 사람들은 다음 달에 또 그걸 하게 될 것이다. 그래서 생리 때 느끼는 다양한 증상들을 완벽하게 없애주진 못하지만 완화는 시킬 수 있는 여러 방법들을 그 원인과 함께 소개한다.

Q. 생리 때마다 설사를 자주 하는 느낌인데, 기분 탓일까?

A. 생리혈에 들어있는 '프로스타글란딘' 호르몬은 포궁 근육과 장을 수축시킨다.

프로스타글란딘 때문에 장이 심하게 수축되면 먹은 음식물 속의 수분 흡수가 제대로 이뤄지지 않아서 설사를 하게 되는 것이다. 다행히 저 '프로스타글란딘' 분비를 억제해주는 '이부프로펜', '덱시부프로펜' 성분이 들어간 진통제가 있다. 탁센400 이부프로펜, 이지엔6 애니, 이지엔6

이브, 애드빌, 이지엔6 프로, 펜잘레이디 등이다.

그런데 프로스타글란딘은 정액 속에도 들어 있다! 그래서 성교 후 하복부 통증을 유발할 수 있고 포궁을 수축시키므로 임산부에게 위험할 수 있어서 콘돔을 사용하는 것이 도움이 된다(이외에도 성교통의 다양한 원인은 9장에서 더욱 자세히 다룰 것이다).

Q. **나는 오히려 생리하면 변비가 생기던데?**

A. **배란 후부터 생리 직전까지는 '프로게스테론'이라는 호르몬의 분비가 활발해진다.**

그런데 이 프로게스테론은 몸에 수분을 끌어모음으로써 변비, 부종, 유방 팽창 및 유방통 등을 유발한다. 즉 프로게스테론 때문에 월경 전 증후군과 배란통을 겪게 되는 것이다. 다만 생리가 시작되면 프로게스테론 수치가 저하되면서 프로스타글란딘이 분비되는데 간혹 여전히 프로게스테론의 분비량이 많은 사람도 있다. 일반적인 주기 반응이라면 프로스타글란딘 때문에 설사를 해야 맞다. 참고로 임신 초기 및 출산 이후에도 프로게스테론 수치가 높아져 변비를 겪는 경우가 많은 것으로 알려져 있다.

생리통을 줄이는 방법 몇 가지

① 유방 통증까지 동반된다면 파마브롬(이뇨제) 성분이 들어간 진통제를 복용하는 것을 추천한다.

ex. 이지엔6 이브, 이브큐, 우먼스 타이레놀

② 자궁내막에 프로스타글란딘이 많이 쌓일수록 생리통도 심화되기 때문에, 아파서 도저히 못 참을 때까지 버티지 말고 통증이 조금이라도 시작되는 그 순간 바로 진통제를 먹어서 프로스타글란딘 분비를 최대한 빨리 저하시켜주자. 생리통을 대비하는 가장 효율적인 방법이다. 단, 대부분의 약이 그렇듯 공복에 먹어서는 안 된다. 위장에 좋지 않으니 용법대로 식후에 먹을 것!

③ 약국에서 쉽게 살 수 있는 생리 진통제는 비마약성, 비스테로이드성으로 내성, 중독성, 의존성이 거의 없다.

④ 생리통이 극도로 심하다면 생리대를 바꿔보는 것도 추천한다. 고분자 흡수체 대신 천연 흡수체가 들어간 것을 써보거나 면 생리대나 생리컵을 시도해볼 수 있다. 여러 시도를 해봐도 생리통이 늘 극심하고 월경혈의 양

이 과하면 자궁내막증일 수 있으니 반드시 초음파 검사를 받아보자.

Q. **생리 중이 아닌데 밑 빠지는 느낌이 든다.**
A. **배란통이 아닌지 주기를 살펴보자.**

여기서 밑 빠지는 느낌은 자궁과 직장 사이에 밑이 빠질 것 같은 느낌, 즉 항문추장통을 말한다. 이것은 가임기 여성의 20퍼센트 정도가 생리 2주 전에 3일여간 겪는 '배란통' 중 하나일 수 있다. 배란통은 생리통과 다소 유사해서 벌써 생리가 시작된 건 아닌지 착각마저 들 정도인데, 배란통이 극심할 때도 생리 관련 진통제를 먹어주면 통증을 완화시킬 수 있다. 하지만 배란기나 생리 중이 아닌데도 항문추장통을 겪거나 진통제가 듣지 않을 정도로 증세가 심각하다면 포궁 질환이 의심되므로 반드시 병원에 가야 한다.

배란기 때 겪을 수 있는 증상들
두통, 하복부가 뻐근하고 밑 빠지는 느낌이 들어서 오래 앉아 있는 것이 힘듦, 체온 상승, 복부 팽만감, 유륜 부위가 예민함, 부종.

배란기에는 난소가 약간 부은 듯한 상태가 되어, 하복부 팽만감과 통증을 겪게 된다. 또한 이 기간에 난자가 난소 벽을 뚫고 나오기 때문에 난소벽에 소량의 출혈이 발생할 수 있는데, 간혹 그 출혈량이 많을 때는 배란통도 심해진다. 또 이 시기 복부를 심하게 자극하는 근력 운동이나 격렬한 성관계를 하게 되면 자칫 황체 낭종 파열을 유발하여 그 정도가 심하면, 극심한 고통과 함께 응급실에 실려 갈 수도 있다.

하지만 이는 확률적으로는 매우 드문 편이고, 여성의 성욕이 가장 왕성한 배란기 때 섹스를 무조건 하지 말라는 것은 어불성설이다. 어쨌든 이를 참고하고 배란통이 극심할 때는 복부를 자극시키지 않도록 하자.

Q. 생리 중에 성관계하면 왜 안 돼?

A. 생리 중에는 질 pH가 변해 균에 취약해진다.

1장에서 질 속 pH에 대해 언급했던 것과 이어진다. 생리 중에는 중성 pH인 피(월경혈) 때문에 평소 건강하던 산성 상태의 질 pH 농도가 깨지게 되어, 외부 균들에 대한

배란기 즈음	생리 중	생리 종료 후부터 배란기 전까지
경부가 질 입구 쪽으로 내려오고 열린 상태가 되며 포궁이 전반적으로 부드러워짐	배란기보다 경부가 더 내려오고 좀 더 열린 상태	열렸던 경부가 닫히고 포궁 쪽으로 올라가며 단단한 상태

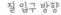

질 입구 방향

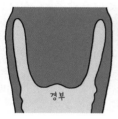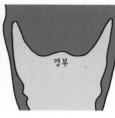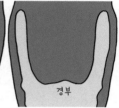

포궁 방향

■ 생리가 끝나는 시점부터 다시 경부 위치가 서서히 올라가고 배란기 즈음부터는 경부 위치가 다시 점점 내려간다. 주기에 따라 경부 위치가 계속 변하는 것이다.

포궁 경부의 위치 변화

방어력이 낮아진다. 이렇게 저항력이 약해진 상태에서, 생리 중이니 임신 가능성이 낮을 거라는 이유로 콘돔 없이 성관계를 하게 되면 균이나 바이러스에 질이 무방비 상태로 노출되는 셈이다.

물론 생리 중에 콘돔 끼고 관계를 해도 문제다. 왼쪽 그림에서 설명하듯 생리 중에는 닫혀 있던 포궁 경부가 열리고, 경부 위치가 평소보다 밑으로 내려와 있기 때문이다. 즉 피스톤 운동 중에 음경이 포궁 경부를 더 쉽게 칠수 있다는 말이다. 거기다 포궁 내벽이 허물어져 있어서, 이때 성관계를 하게 되면 포궁 경부와 내벽이 다치기 매우 쉬울 수밖에 없다.

또한 드물지만 생리 중 성관계로 인해 생리혈이 복강 내로 역류되면 자궁내막증에 걸릴 수도 있다. 여러모로 생리중 성관계는 여성의 몸에 해로우므로 아예 하지 않는 것을 추천한다. 그럼에도 불구하고 해달라고 파트너가 징징댄다고? 신체에 해로운 섹스는 '가해'에 불과하다. 상대 몸이 어떻게 되든 "나는 오늘 흥분했고, 이런 나를 네가 만족시켜줘야만 한다"는 사고방식은 사랑도, 배려도, 존중도 아니다. 우리는 이것을 속된 말로 '발정'이라 한다. 그런 파트너는 뻥 차버려라.

Q. 어쨌든 생리 중에 임신 가능성은 제로 아닌가?

A. 생리 중 임신 가능성은 완전히 제로가 아니다.

　보통 정자가 체외에서 3일간 생존할 수 있다고 알려져 있지만 생리 중인 여성의 포궁은 축축하고 따뜻하기 때문에 정자가 최장 5일간 살 수도 있다. 만약 생리 주기가 끝날 때까지 정자가 살아 있다면 임신 가능성은 더욱 커진다. 게다가 완벽한 질외 사정이란 불가능하며 쿠퍼액 속 미량의 정자로도 착상이 될 수 있기 때문에, 생리 중엔 아예 안 하는 게 가장 좋다. 물론 평소에도 질외 사정은 집어치우고 반드시 콘돔을 써야 한다. 확률적으로는 임신 가능성이 낮을 수 있겠지만, 그 낮은 확률의 당사자가 되는 순간 그것은 더 이상 수치가 아니라 현실이니까.

할 때가 됐네,
월경 전 증후군

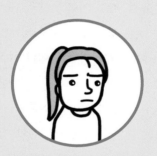

Q. 생리 1주 전부터 감정이 내 의지대로 되지 않는다. 어떤 날은 극도로 우울해져서 괴로울 때도 있다. 최근 전보다 더 심해지는 것 같은데, 방법이 없을까?

A. 이런 증상을 월경 전 증후군(PMS, Premenstrual Syndrome)이라고 한다.

PMS를 반복적으로 겪으면 정말 살기 힘들다. 월경 전 증후군이란 보통 월경이 시작되기 7-10일 전부터 두통, 유방통, 부종, 소화불량, 허리 통증처럼 신체적으로 불편한 증상과 함께 우울감, 감정 기복의 변동, 불안감 등 정서적인 힘듦을 겪는 것을 말한다. 결론부터 말하면 이는 '호르몬의 불균형' 탓이다. 개인의 성향이나 성격 탓이 전혀 아니라는 것.

좀 더 구체적으로 말하자면, PMS의 원인은 에스트로겐과 프로게스테론 간의 불균형으로 인한 에스트로겐 우세증 또는 프로락틴(유즙 분비 호르몬)의 과다 작용이다. 임신하지 않은 여성은 일반적으로 프로락틴의 분비량이 많지 않지만 프로락틴이 과다일 경우 간혹 쥐어짜는 듯한 유방통증을 PMS로 겪는다고 한다. 사실 구체적인 호르몬 이름들은 몰라도 된다. 그저 저 호르몬들의 분비량이 너무 많거나 너무 적기 때문에 PMS가 심화된 것이라 이해하면 편하다.

그런데 이 호르몬 불균형은 PMS는 물론 생리통이나 배란통도 심화시킬 수 있다. 그래서 호르몬 균형을 위해 적절한 영양제를 먹는 것도 한 방법이다.

본인의 호르몬 불균형 유형이 무엇인지 알기 위해 정확도가 비교적 높은 생리 2-3일째에 호르몬 검사를 해본 후, 전문의와 약사의 조언을 받아 영양제를 사는 것을 추천한다. 호르몬 검사를 하러 가면 최대 6가지 유형이 있을 것이다. 생리 사이클에 따라 호르몬 분비의 차이가 많이 나기 때문에 여유가 된다면 갑상선까지 생각해서 6가지 검사를 다 해보는 게 좋다. 물론 대부분의 산부인과에서 원하는 종류의 호르몬만 검사하는 것이 가능하다.

검사 결과 에스트로겐 우세증이면 리그난(식물성 에스트로겐)과 프로게스테론 크림이, 프로락틴 과다라면 프리페민, 바이텍스가 추천된다. 하지만 주의해야 할 점은 호르몬은 난포기, 배란기, 황체기마다 정상 수치 범위 및 호르몬 간에 비율이 달라지기 때문에 반드시 검사를 하고 의·약사와 상의 후 영양제를 구매해야 한다는 것이다. 이 책만 보고 '어? 나 에스트로겐 부족 같은데?' 하고 본인이 취사 선택해서 약을 사 먹으면 여러 부작용(무월경, 호르몬 불균형 악화로 인한 다양한 생식기 질환, 턱 여드름, 탈모, 다모증)을 겪을 수 있다.

이외에도 PMS에 긍정적인 영향을 줄 수 있는 영양소로 마그네슘이 있다. 마그네슘의 종류는 매우 다양한데 그 중에서도 '글리신 마그네슘'을 추천한다. 마그네슘의 대표적인 부작용인 설사 유발은 매우 적은 대신 생체 이용률이 매우 높기 때문이다. 만성 통증, 불안 장애, 불면증, 근육 경직 등에 효과적이므로 겪고 있는 PMS 증상에 해당된다면 고려해보자. 나도 글리신 마그네슘을 먹고 있는데, 만성피로에 유의미한 반응을 경험했다.

물론 '약'을 먹는 것에 거부감이 들 사람도 있을 것이다. 앞서 언급했지만 호르몬 불균형은 극심한 생리통의 한 원인이기도 하므로 생리통을 완화시킬 수 있는 생활 습관을 가지면 PMS도 나아질 수 있다. 생활 습관은 다음 Q&A에서 바로 다루겠다.

Q. 생리통을 줄일 수 있는 생활 습관이 있을까?

A. 소소하게나마 생활 습관을 점검하여 고쳐보는 것도 통증을 줄이는 데 도움이 될 수 있다. 다음과 같은 방법들이 있다.

■ 제노 에스트로겐 섭취 줄이기

가짜 에스트로겐, 즉 제노 에스트로겐(환경 호르몬의 일종) 때문에 생리통이 심해지기도 한다. 제노 에스트로겐이 우리 몸속에서 에스트로겐처럼 작용하여 에스트로겐 과잉 상태가 되면 자궁내막이 지나치게 두꺼워지게 되는데, 이로 인해 생리 양이 많아지고 생리통도 더 심해질 수 있는 것이다. 월경의 정의를 보면, 이해가 더 쉽다.

> 월경(月經)
>
> 명사 『의학』 성숙한 여성의 자궁에서 주기적으로 출혈하는 생리 현상. 임신하지 않는 경우 황체(黃體)에서 호르몬 분비가 감소하기 때문에 자궁 속막이 벗겨져서 일어난다.
>
> — 표준국어대사전

즉 자궁내막이 떨어져 나가는 현상이 생리인데, 전보다 내막이 두꺼워져 있다면 탈락하는 과정에서 미세한 포궁 근육층의 수축으로 인해 몇 배로 아플 수밖에 없다. 그러므로 최소한 생리 예정일 1-2주 전부터는 제노 에스트로겐 섭취를 의도적으로 줄이는 방법을 써볼 수 있다(제노 에스트로겐은 자궁내막증이나 난소암의 후천적 원인도 될 수 있으니 1석 다조다).

그럼 어떤 식품에 제노 에스트로겐이 들어가 있을까? 전자레인지로 조리해 먹는, 플라스틱 용기에 든 인스턴트 식품이나 항생제·성장 촉진 호르몬을 주입시켜 키운 동물성·식물성 식재료 등에 주로 있다. 그러므로 이왕이면 유기농 식품을 먹고 편의점 음식을 멀리하는 것이 좋다. 그런데 현실적으로 제노 에스트로겐을 피하기란 정말 쉽지 않다. 그래서 나는 평소엔 맛있는 음식이라면 안 가리고 다 먹지만 생리 즈음에는 일부러 인스턴트 식품만큼은 피하고 있다. 식품 외에도 파라벤이 들어간 화장품이나 머스크 향수에도 제노 에스트로겐이 들어 있다. 2006년 SBS 스페셜 방송 〈환경 호르몬의 습격〉에서는 생리통이 너무 심해 정상적인 일상 생활이 안 될 정도의 여성 3명을 대상으로 한 실험이 나온다. 제작진은 이들 집의 플라스틱 용기를 모두 유리 그릇으로 바꾼 것은 물론 채식 위주의 유기농 식품을 공급하고 천연 세제, 샴푸, 비누를 사용하게 했으며, 땀을

흘릴 정도의 규칙적인 운동을 시키고 충분히 수분을 섭취하도록 했다. 그러자 1개월 만에 혈액 속 환경 호르몬 수치가 모두(비스페놀A, 노닐페놀, 프탈레이트) 낮아지고 생리통이 전과는 달리 거의 없다시피 할 정도로 완화되었다.

요즘 초경 연령이 점점 빨라지고 있다고 한다. 또 에스트로겐 과잉으로 성조숙증 진단을 받아 성호르몬 억제 주사를 처방받는 여자 초등학생도 늘어났다. 성조숙증일 경우 육류와 인스턴트 식품 섭취를 줄여야 한다. 한창 먹고 자랄 나이에 식생활을 관리해야 하는 셈이다. 여성만의 문제가 아니다. 남성도 제노 에스트로겐 섭취를 줄여야 정자 수가 감소되지 않고 탈모, 여유증, 비만, 전립선암 등을 예방할 수 있다.

■ 하이힐 대신 운동화 신기

인간이 걸어 다니기에 가장 알맞은 발과 지면 사이의 각도는 13도인데, 하이힐을 신으면 이 각도가 커지고 하이힐의 뒷굽 높이 만큼 골반이 들리게 되어 포궁 위치도 변할 수 있다.

포궁이 원래 위치에 제대로 있는 상태는 '전경전굴'이라고 하고, 뒤로 제껴져 있으면 '자궁후굴'이라고 한다. 자궁후굴이 심해지면 생리 중에 허리 통증과 평소 성교통 등을 겪을 수 있으니 편한 신발을 신는 게 좋겠다. 물론 하이힐 외에 자궁후굴의 가장 직접적인 원인은 출산 및 난소낭종으로 알려져 있으며 이는 선천적일 수도 있다.

만약 병원에서 자궁후굴이라 진단받았다면, 잘 때 옆으로 누워서 자는 게 좋고 무리한 웨이트 운동(또는 무거운 물건을 드는 것)이나 오랫동안 서 있는 것을 피해야 한다.

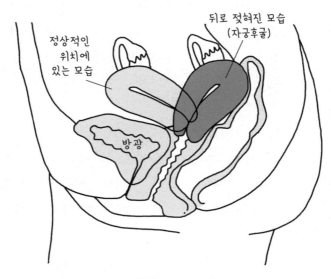

정상적인 위치에 있는 모습

뒤로 젖혀진 모습 (자궁후굴)

방광

자궁후굴의 모양

■ 스트레스 줄이기

스트레스를 받으면 프로게스테론의 분비가 저하되면서 반대로 에스트로겐은 과잉 상태가 된다. 이는 결국 PMS와 생리통의 심화에 일조하게 되는 셈이다. 스트레스는 사실 사소한 것에서 시작된다. 그러니 온전히 내 삶에 집중하는 시간을 가져보는 건 어떨까? 스트레스가 너무 쌓인다 싶으면 좋아하는 음식을 먹거나, 즐겨 할 수 있는 취미를 하루에 한 가지씩이라도 해보자. 좋아하는 것에 집중하는 시간을 가지면 스트레스가 훨씬 줄어들 것이다.

■ 적정 체중 유지

만약 본인의 체중이 너무 적거나 비만인 경우에도 생리 불균형 및 생리통이 발생할 수 있다. 특히 비만일 경우 지방층에서 에스트로겐의 한 종류인 '에스트론(Estrone, E1)'이 분비되어 내인성 에스트로겐 과잉 상태에 도달하게 된다. 따라서 적정한 체중을 유지하는 것이 매우 중요하며 이는 규칙적인 운동과 건강한 식이습관 등으로 생활 습관 교정이 반드시 동반되어야 한다.

생리 불순과
부정 출혈

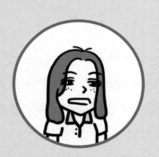

Q. 아직 할 때가 아닌데 출혈이 있다.

A. 생리 주기가 아닌데 부정 출혈이 보이면 매우 당황스럽다. 원인은 다음과 같이 크게 네 가지다.

① 생리 불순으로 인한 불규칙적인 출혈
② 자궁경부암 초기 증상
③ 격한 성교 및 삽입 자위로 인한 포궁 경부 염증
④ 착상혈 : 임신일 때, 배란일로부터 6일~12일 사이에 약 3일간 나온다.

우선 ①생리 불순일 경우, 증상이 일시적이라면 여성의 주기는 스트레스 및 호르몬 등에 의해 매달 딱딱 맞는 경우가 드무니 좀 더 지켜봐도 된다. 특히 초경 후 약 7년까지, 즉 청소년기는 성호르몬이 성숙해지는 시기라서 주기가 불안정하기 쉽다. 하지만 본인이 성인이면서 수년, 수개월간 부정 출혈이 반복된다면 초음파 검사를 통해 다낭성 난소 증후군, 자궁폴립, 자궁근종 여부를 꼭 확인해보자! 단, 자궁내막이 가장 얇은 상태인 생리 직후에 초음파 검사를 해보는 것이 제일 정확하다.

병원 검진과 영양제 복용으로 내 포궁 관리하기

생리 불순과 부정 출혈이 계속되면 검진으로 상태를 명확히 파악하고, 대응 방법을 찾는 것이 좋다. 참고가 될까 싶어 나의 경험을 소개하고자 한다. 3개월 동안 내내 하혈을 했던 적이 있다. 중간에 쉬는 텀이 있다 해도 3-5일에 그쳤고 다시 출혈이 계속되었다. 불안해서 초음파 검사를 받으러 갔더니 가로 0.8, 세로 0.6센티미터의 폴립이 자궁내막에 있다는 것이 아닌가. 지금으로서는 해줄 수 있는 것이 없고 폴립이 안 사라지거나 더 커지면 제거술을 받아야 하니 정기 검진을 꾸준히 받으라는 말만 들었다. 특별한 이유도 없다고 해서, 병원을 다녀온 후 오히려 무력감이 들었다. 그런데 한 달이 채 못 되어 다른 병원에 가서 초음파 재검진을 했더니, 놀랍게도 지난 검사가 오진임이 밝혀졌다.

우선 나는 폴립이 없었다. 의사는 먼젓번에는 정확도가 비교적 높은 생리 직후에 검사한 것이 아니어서, 두꺼워진 자궁내막이 겹쳐 보이는 것을 폴립으로 오진한 것 같다고 했다. 대신 나는 0.4센티미터짜리 근종이 있었다. 근종은 현대 여성 10명 중 3-4명이 가지고 있을 정도로 흔한 증상인 데다가, 근종 위치가 자궁내막과도 멀고 크기도 작아 내 부정 출혈의 원인이라고는 볼 수 없단다.

난소 쪽을 초음파 검사해본 결과, 내 부정 출혈의 원인은 '다낭성 난소 증후군'임이 밝혀졌다. 보통 무배란, 남성 호르몬 과다, 둥그렇게 구슬 팔찌 모양 띠를 이루는 난포, 고안드로겐혈증 중 2가지 이상 나타나면 다낭성이라고 보는데, 내 경우 무배란과 팔찌 증상이 있었다. 난소에서 배란이 규칙적으로 이루어지지 않는 상태이며 사실상 포궁의 주기 작동이 멈춰 있다고 했다. 이 말을 들으니 나 자신이 너무 안쓰러웠다. 의사가 제안한 방법은 피임약을 복용해 자궁내막을 규칙적으로 탈락시켜 사이클을 되돌리자는 것이었지만, 4년 전에도 같은 증상으로 피임약을 먹다 극심한 부작용을 겪었던 나로서는 좀 두려웠다.

사람마다 맞는 약이 다를 것이라고 생각한다. 누군가에게는 피임약만이 부정 출혈을 막아주는 유일한 길일 수 있고 피임약 종류마다 호르몬의 양이 다르기 때문에 내 몸에 맞는 적합한 약이 따로 있을 수도 있다. 하지만 나는 이미 다양한 피임약의 부작용을 몸소 경험했기에 피임약 대신 배란을 도와주는 비타민B군 영양제 '이노시톨'을 복용하기 시작했다.

이노시톨의 원리는 쉽게 말하면 이렇다. 정제 탄수화물(밀가루, 쌀) 중독은 곧 인슐린 저항성을 높이고 이는 다시 비만, 에스트로겐 과잉을 불러일으킨다. 이노시톨은 바로 저 인슐린 저항성을 낮춰주는 비타민B군 영양제다. 부정할 수 없는 탄수화물 중독자였던 나는 일단 밀가루 섭취부터 줄여나갔고 다낭성 난소 증후군 환자들에게 이노시톨이 효과적이었다는 다수의 논문[4]을 보고 복용을 결심했다. 원래 이노시톨은 영양제로 복용하지 않아도 체내에서 합성되는 물질이지만 나 같은 탄수화물 중독자들은 소변으로 이노시톨이 많이 배설되기 때문에 따로 챙겨먹지 않으면 체내 보유량이 부족해진다. 나의 경우 복용 후 수년간 신경 쓰이게 했던 부정 출혈이 멈췄고, 이제 생리 주기도 딱딱 맞는다.

이처럼 사람마다 맞는 약이나 영양제는 다를 수 있다. 복용해볼 생각이 있는 사람은 일단 제대로 증상에 대한 진단을 받아야 한다. 다낭성이 아닌 자궁근종이나 폴립이 부정 출혈의 원인이거나 무배란이 아닌 다른 요인으로 다낭성인 사람이 이노시톨을 먹으면 효과를 보기 어려우므로

의·약사와 함께 구매를 재고해봐야 한다. 또 복용할 때는 반드시 적혀 있는 용법에 맞게 적정량만 먹어야 한다.

만약 성교 직후 질 출혈이 생겼다면 처음에 소개한 원인들 중 ②자궁경부암 초기 증상, ③경부 염증일 확률이 높으므로, 자궁경부암 검사를 통해 암 여부를 확인해보거나 확대경 촬영 검사를 통해 포궁 경부가 헐었는지 알아볼 수 있다. 물론 마지막 성관계를 한 지 좀 되었더라도 잠복기가 있으므로 ①, ②, ③ 중에 본인이 확신할 수 있는 케이스란 없을 것이다. 이 책을 통해 가능한 대략의 원인을 알았다면, 산부인과에서 적절한 검사를 해보는 것이 가장 좋다.

생리에 대한 또 다른 질문들

매달 하는 생리인데도, 매번 의문점이 생기는 것은 왜일까. 온라인 상담소에서 고민을 듣다 보니 연령에 상관없이 생리에 대한 질문이 가장 다양했다. 특히 10대의 경우, 아직 생리가 낯선 경험이라 의문을 가질 수 있는 범위가 더욱 넓었던 것 같다. 어쩐지 애매해서 꼭 물어보고 싶었던 생리에 대한 질문들을 가능한 많이 모아 정리해봤다.

"생리혈이 덩어리로 나오는데요"

이는 피가 몸 안에 고여 있다가 응고된 것에 불과하다. 산부인과 진찰 시 이상 소견이 발견되지 않는다면 혈액 응고 인자가 매우 일을 잘하고 있다는 뜻이므로 걱정할 필요 없다.

"초콜릿이 너무 땡겨요"

나도 생리 중에는 단 게 땡겨서 초콜릿을 먹곤 했다. 그런데 초콜릿의 재료인 카카오매스에는 근육 수축 물질인 '티라민'이 들어가 있어서 오히려 생리통이 심해질 수 있다고 한다. 정말이지 마음대로 되는 게 하나도 없다.

"냄새가 신경쓰여 향수를 뿌리는데 통증과 관계 있나요"

혹시 '머스크' 향수를 즐겨 쓴다면 성분을 살펴보자. 천연이 아닌 인공 사향이 들어간 머스크 향수는 호르몬 교란을 일으켜 생리통을 악화시키고 몸속 호르몬을 분비하는 내분비계에 악영향을 줄 수 있다. 인공 사향 성분이 에스트로겐과 분자 구조가 비슷하기 때문이다. 참고로 사향과 머스크는 같은 말이며 천연 사향은 노루(멸종 위기 동물)에게서 추출한다.

"생리 중이 아닌데도 간혹 칼로 콕콕 찌르는 것 같은 통증이 있는데요"

배란기나 생리 즈음에는 호르몬의 영향으로 질 근육이 수축해서 느낄 수 있는 통증이다. 통증을 느끼는 텀이 길고 빈도가 낮아서 일상생활에 큰 지장을 주지 않는다면 특별히 문제될 게 없는 자연스러운 증상이다. 다만, 일상생활이 불가능할 정도로 이 통증이 잦고 배란기나 월경기가 아닐 때도 주기적으로 겪고 있다면 산부인과 내원이 필요하다. 여기에 극심한 복통까지 함께 동반된다면 초음파 검사를 반드시 해봐야 한다.

"생리혈이 갈색인데요"

생리혈 양이 적거나 피가 배출되는 속도가 느리면 포궁에 피가 고여 있다가 나오기 때문에 혈액 속 철분이 파괴되어 피가 갈색으로 보인다. 그래서 주로 생리 끝물에 갈색 피가 나오는 것에 불과하니, 걱정하지 않아도 된다. 반대로 만약 피가 빨리 나왔다면 붉은색을 띨 테니까.

"생리 중에 운동해도 될까요"

출혈량이 많은 첫 하루 이틀은 주의할 필요가 있다. 또한 평소 과다 출혈로 인한 빈혈을 겪고 있다면 생리 중 운동이 위험할 수 있다. 하지만 대개의 경우 월경 기간에 하는 운동은 통증과 우울감을 완화시켜주어 전문의들도 강도가 낮은 운동(필라테스, 요가, 걷기)은 평소처럼 하는 것을 권하고 있다.[5] 단, 거꾸로 매달리는 자세는 혈류 방향을 역전시켜 몸에 악영향을 줄 수 있으니 삼가야 하며 저강도 운동이라 하더라도 통증을 겪었다면 바로 멈출 것.

"생리 때가 되면 잇몸이 아파요"

PMS로 잇몸이 붓고 아프다가 월경이 시작되면 다시 멈추는 것을 느껴본 적 있는가? 이는 에스트로겐과 프로게스테론 호르몬이 잇몸의 혈류량을 증가시켜 생기는 현상으로 '월경 치은염'이라고도 한다. 이 증상은 경구 피임약을 복용할 때나 사춘기, 완경기, 임신 중에도 경험할 수 있다. 하지만 저 호르몬들이 치은염 자체를 유발하는 것은 아니며 원래부터 잇몸이 좋지 않은 여성의 치은염을 더욱 악화시킬 수는 있다고 한다.[6]

"생리 중에 술 먹어도 되나요"

생리 중에 알코올을 섭취하면 프로스타글란딘 호르몬의 분비를 늘려 생리통이 더 심해질 수 있다. 또한 폭음 후 알코올을 배설하는 과정 중에 물과 함께 생리혈이 배출되면서 탈수 증상이 일어날 수도 있으니 주의하자.

다양한
월경 용품 이야기

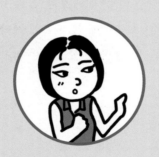

일회용 패드 생리대

2017년 강원대 환경융합학부 김만구 교수 주도의 연구팀에서 현재 판매 중인 10종의 생리대로 실험한 결과 모든 제품에서 발암물질을 포함한 휘발성 유기화합물(VOCs)이 검출되었다. 이후 식품의약품안전처는 유통 중인 생리대를 대상으로 휘발성 유기화합물 총 84종에 대한 검사를 진행했다. 첫 번째 검사에서는 가장 유해도가 높은 10종을 검사한 후 검출 양이 인체에 유해하지 않은 수준이라고 발표했으며, 2차 검사에서 나머지 74종을 검사한 결과, 검출되지 않았거나 검출되었더라도 인체에 유해하지 않은 낮은 수준으로 함유되어 있었다고 발표했다. '인체에 유해하지 않은' 정도의 양이라면 발암물질을 포함한 휘발성 유기화합물이 생리대에 함유되어 있어도 괜찮은 걸까? 최근엔 생리대에도 전 성분 공개 제도가 도입되었다는데, 그럼 안심해도 될까?

기초의과학자 박철원 박사는 '단순히 생리대 전 성분 정보로 그 안정성을 판단할 수 없기에 생리대에 있을 수 있는 모든 화학물질에 대한 위해성 연구가 필요하다'고 강조

한다. 화학 성분이 들어가는 제품 특성상 만드는 과정에서 쓰였던 성분이 남을 수도 있고, 안전하다는 물질도 장기간 사용했을 때 인체에 어떤 영향을 줄지는 모르기 때문이라고 덧붙였다.[7]

다시 말해, 표시된 전 성분 중에 발암물질이 없다 하더라도 화학물질로 이루어진 제품 특성상 전 성분에 없는 물질이 검출될 수 있다는 것이다. 또한 식품의약품안전처에서 밝히듯 인체에 유해하지 않은 수준으로 검출됐다 하더라도 이것이 인체에 장기간 축적될 경우 어떨지는 밝혀진 바가 없다. 그리고 식품의약품안전처는 84종의 물질이 각각 유해하지 않은 수준으로 검출됐다고 했지만, 해당 물질들에 한꺼번에 접촉할 경우엔 인체에 어떤 영향을 끼칠지에 대해서는 알려진 바가 없다.

일회용 생리대는 분명 장점이 많다. 사용하기 매우 간편하고 고분자 흡수체 덕분에 피를 빠르게 흡수한다. 여성의 일상생활을 얼마나 편리하게 만들어줬는지 모른다. 다만, 일회용 생리대는 그 활용도와 중요성에 비해서 안전을 위한 체계적 연구가 아직 부족하다. 그동안 생리대 외에도 여성 용품에 대한 연구는 너무나 부족했고 다양하지도 못했다. 세계 인구의 절반이 여자인데도 말이다.

그리고 경제적 여건이 어떻든 생리를 하는 여성은 꼭 써야만 하는 생리대가 돈을 주고 사지 않으면 안 되는 '상품'이라는 점도 문제다. 우리 나라도 이 문제에 대한 인식이 생겨났고 최근 여성가족부는 저소득층 청소년을 대상으로 일회용 생리대 지원 사업을 하고 있다. 주민센터 방문 없이 '복지로' 사이트나 어플로도 신청 가능하며 한 번만 신청하면 지원 자격에 변동이 생기지 않는 한 재신청 없이 만 18세까지 지원된다.

면 생리대

면 생리대는 일회용 생리대와 달리 화학물질이 전혀 없다. 그래서인지 면 생리대를 쓴 후 질염 및 생리통이 현저히 완화되고 생리 불순이 사라졌다는 후기가 많이 전해진다. 다만, 별다른 흡수체가 없다 보니 피가 느리게 흡수되어 착용감이 좋지 않고 자주 갈아야 해서 불편하다. 물론 재사용할 수 있다는 장점이 있는 반면 매번 빨아 써야 하는 단점도 있다. 일회용 생리대를 쓰면서 몸이 많이 불편하다면 외출하지 않는 날에라도 면 생리대를 사용해보는 것도 좋을 것이다. 하루라도 화학물질과 덜 접촉하는 것이니까.

팬티형

생리 팬티

생리 팬티는 특수 섬유로 만들어 입기만 해도 생리혈을 흡수해준다는 제품이다. 실제로 입어보니 사실 흡수량에 한계가 있어서 양이 많을 때는 너무 불안하고, 생리 끝물에 사용하면 편리했다. 탐폰이나 생리컵을 쓸 때 혹시라도 샐까 걱정된다면 생리 팬티와 함께 사용하는 방법도 있다.

다만 브랜드에 따라 착용감이 달라서 생리혈이 새는 것을 막기 위해 골반과 배를 짱짱하게 감싸는 제품은 배가 너무 답답했던 기억이 난다. 또 3-4개월 쓰면 흡수력이 현저히 떨어지는 제품도 있어서 생리 팬티를 면 생리대처럼 오랫동안 재사용이 가능하다고 보기는 무리가 있다.

가장 결정적인 단점이라면 앞이나 뒤로는 안 새지만 팬티 라인으로는 잘 샐 수밖에 없는 구조라는 것과, 재사용이 가능함에도 다소 비싼 가격(3-4만 원대)을 들 수 있다. 게다가 팬티 1장으로는 하루를 버틸 수 없고 세탁이라도 하고 나면 마를 때까지 하루 정도 기다려야 하기 때문에 기본적으로 여러 장을 사놔야 편하다. 2-3장만 사도 약 10

만 원이 깨지는 셈이다.

그럼에도 팬티라이너를 쓰지 않아도 되고 입기만 하면
된다는 장점이 아주 매력적이다.

삽입형

탐폰

또 하나의 대표적인 일회용 생리대인 탐폰은 솜뭉치를
질 안에 끼워두고 생리혈을 흡수하는 원리다. 질 안에 삽
입하는 것이라 꺼리는 여성들도 많지만, 생리혈이 외부로
흐르지 않으므로 처리가 깔끔하고, 착용하면 생리 중에도
과격한 운동이나 수영을 할 수 있다는 장점이 있다. 탐폰
은 소재가 중요하다. 레이온보다는 유기농 면으로 만들어
진 제품을 사용하는 것이 좋다. 목재 펄프에서 레이온을
가공하는 과정 중 표백을 하게 되는데, 이때 다이옥신(발
암물질)이 방출되기 때문이다. 물론 어느 소재로 만들었든
탐폰을 지나치게 장시간 삽입하고 있으면 질 안이 매우 건
조해져서, 빼낼 때 질 벽과 입구에 상처가 날 수 있다. 패
드형 생리대가 외부에서 피만 흡수한다면, 탐폰은 질 속에
서 생리혈만 빨아들이는 것이 아니다. 우리 몸에 알맞은

pH를 유지하기 위해 존재하는 점액질이나 박테리아들까지 흡수하게 되면 외부 균에 취약해져 질염에 걸릴 수 있다. 또한 실제 사례는 드물지만 독성 쇼크 증후군으로 사망한 경우도 있었다. 편리한 점이 많은 탐폰이지만 장시간 사용하거나 생리 기간 내내 탐폰만 쓰는 것은 바람직하지 않아 보인다.

생리컵

근래 가장 주목받은 월경 용품은 아마 생리컵이 아닐까 싶다. 일회용 생리대 파동 이후 인체에 무해한 의료용 실리콘으로 만들어졌다는 생리컵이 대단히 매력적으로 보였다. 특히 삽입형이라 생리 중인 걸 잊을 정도였다는 후기를 읽고 '신세계'라는 생각까지 들었다. 다만 사람마다 질의 모양이 다르고 생리컵 또한 기성품이기 때문에 여러 제품 중에서 자신에게 딱 맞는 생리컵, 즉 '골든컵'을 찾기까지 과정이 험난했다는 후기도 있었다. 즉 맞는 제품을 찾아서 적응하면 더없이 편하지만 그 전까지는 다소 힘들다는 지적이 많이 나온다. 나 역시 그랬다.

최근 국내에서도 활발히 쓰이기 시작하면서, 없을 것만 같았던 생리컵의 단점도 속속 들려오는 추세다. 방광 압

박, 골반통, 생리통 심화 등인데 원인은 주로 생리컵의 크기나 저항력 때문으로, 크기가 작거나 부드러운 컵으로 바꾸면 나아질 수 있다. 물론 해결법이 다른 경우도 분명 있기 때문에 불편감이 있다면 전문의와 상담하는 것이 가장 정확하다. 또한 포궁 경부가 포궁 내부와 외부의 통로 역할을 하고 있기 때문에 탐폰이나 생리컵과 같은 삽입형 생리대를 자주, 장시간 사용하면 염증이 생길 가능성도 염두에 두고 사용할 필요가 있다.

골든컵을 찾기 전까지, 혹은 생리컵에 익숙해지기 전까지 질 입구에 상처가 나는 경우도 곧잘 있다. 어디까지나 개인차가 있다 보니 생리컵을 쓰면서 전혀 단점을 겪지 않은 사람도 있고 생리통이 줄었다는 사람, 늘었다는 사람 너무나도 다양하다. 어쨌든 확실한 건 월경 용품이 예전보다는 훨씬 다양해졌고 따라서 우리가 '인생템'을 찾는 데 선택지도 많아졌다는 거다. 그럼에도 불구하고, 단점이 전혀 없는 월경 용품은 없는 것 같아서 21세기인데도 이 정도밖에 안 되냐는 생각이 들기도 한다.

생리컵, 신세계를 만나기 전 조심할 점

독성 쇼크 증후군(Toxic Shock Syndrome, TSS), TSS는 박테리아가 몸에 들어가 유해한 독소를 방출함으로써 생기는 매우 희귀한 질환이다. TSS의 대표적인 증상으로는 고열, 설사, 눈 충혈, 호흡 곤란, 인후통과 심한 배탈 등이 있는데, 조기에 치료하지 않으면 생명을 위협할 수 있다. 그런데 확률적으로는 드물지만 삽입형 생리대(탐폰, 생리컵)를 장시간 사용하면 TSS를 겪을 확률이 커진다는 연구 결과가 발표됐다. 프랑스의 한 대학에서 15개의 삽입형 생리대로 실험한 결과 생리컵이 질에 삽입될 때 질 속의 공기가 갑자기 증가하면서 황색 포도상구균이 증식함을 알 수 있었다.[8] 연구진에 따르면 이 균은 생리컵을 3번 세척한 후 약 8시간 후까지도 생리컵에 잔존해 있었다. 그래서 사용한 컵은 살균을 위해 반드시 끓는 물에 소독하고, 생리컵을 교체할 때는 꺼낸 생리컵을 씻어서 다시 쓰는 게 아니라 끓는 물에 소독해둔 것을 새로 쓰기를 권했다. 또한 컵의 부피가 클수록 박테리아 증식이 더 잘되는 경향이 있으므로 작은 컵을 사용하면 위험성이 낮아질 수 있다고 덧붙였다.

그렇다면 탐폰과 생리컵 중 어느 것이 더 TSS 가능성이 높을까? 11종류의 탐폰과 4종류의 생리컵을 실험한 결과 생리컵에서 균이 더 잘 확산되었으며 놀랍게도 순면보다 레이온이 조금이라도 들어간 탐폰이 독성을 덜 야기했다. 레이온 소재의 탐폰을 쓰면 다이옥신에 노출되고 순면 소재의 탐폰을 쓰면 포도상구균이 증식되어 TSS를 유발할 수 있다는 것이다. TSS를 겪을 확률은 매우 낮으므로, 다이옥신에 노출되느니 순면 제품을 쓰라고 권유해야 할까? 그래도 박테리아 과증식으로 질염에 걸릴 확률은 TSS보다 높으니까 삽입형보다 패드형 생리대를 쓰라고 해야 할까? 정말이지 죽기 전에 단점이라곤 하나도 없는 월경 용품이 나왔으면 소원이 없겠다는 생각마저 든다.

어찌 되었든, TSS를 예방하려면 삽입형 생리대를 적어도 4-8시간마다 갈아주고 탐폰은 흡수성이 비교적 낮은 것을, 생리컵은 부피가 작은 것을 쓰는 것이 좋다.

3
처녀막 같은
소리 하고 있네

조선시대

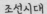

앵무새 피가 팔에 묻으면 처녀라지~

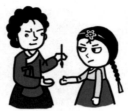

내 피를 왜…

말이 되냐?

21세기

인도네시아 여군, 여경은 처녀여야 한다! 처녀성 검사를 실시하겠다!

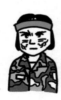 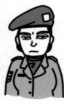

말이 되냐?

오늘

@key_gochu
남자랑 여자가 같냐? 뭐든지 열수 있는 만능열쇠랑 절대 안 열리는 자물쇠가 같냐고   AM 03:00

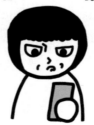

왜들 저래?

누가 보면 지들이 처녀막 주인인 줄.

조선시대에 궁녀가 되기 위해서는 처녀성 검사를 통과해야 했다. 처녀인지 아닌지 어떻게 알 수 있었을까? 당시에 처녀를 판별하는 방법은 기발할 뿐만 아니라 매우 비과학적이었다. 앵무새의 생피를 팔뚝에 떨어뜨렸을 때, 그 피가 아래로 흐르지 않고 팔에 잘 묻어야 처녀라는 것이다. 그렇다면 그로부터 수백 년이 지난 오늘날은 어떨까? 인도네시아는 WHO의 경고를 무시한 채 여전히 군인과 경찰의 처녀성 검사를 계속하고 있으며 한국은 인터넷에서 처녀막 공방이 여전하다. 처녀막이 훼손되기 때문에 생리컵을 사용하면 안 된다는 둥, 여자친구와 처음 섹스를 했는데 피가 안 나왔으니까 처녀가 아닐 거라는 둥 도무지 지금이 21세기가 맞는지 의심될 정도의 이야기가 오간다. 이번에는 '처녀막'이라는 이름부터가 비과학적이라는 것에서 시작해 처녀막에 대한 진실을 알아보겠다.

질주름,
혹은 질막

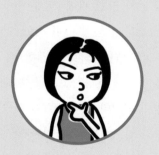

Q. 여친이 처음이라고 했는데 피가 안 나오더라? 처녀막이 터지면서(?) 피가 나와야 하는 거 아냐? 나한테 거짓말 했나.

A. 일단 처녀막은 '처녀' 막이 아니다.

지금부터 처녀막을 '질막'으로 부르겠다. 앞에서 '자궁'을 '포궁'으로 바꿔 부르기로 한 것처럼, 처녀막이라는 단어도 잘못된 정보와 여성 억압을 담고 있기에 처녀막을 질막, 질둘레막, 질주름으로 대체해 부르자는 논의가 꾸준히 있어왔다. 그렇다면 처녀막을 질막으로 고쳐 불러야 하는 이유는 무엇일까.

우선 질막, 이제까지 처녀막이라고 불려온 신체 일부는 여성이 처녀인지 아닌지 가리기 위해 있는 것이 아니다. 질막은 여성호르몬인 에스트로겐이 분비되기 전까지 외부 물질로부터 질을 보호하기 위해 존재하며 사춘기 이후 에스트로겐(성호르몬)과 분비물이 나오기 시작하면 그 기능을 다한다. 즉 질막 대신 질 안의 유익균이 외부 물질로부터 질을 방어해주기 시작하므로, 그때부터는 질막이 여성의 몸에 더 이상 필요하지 않게 되는 것이다. 심지어 드물지만 질막 없이 태어난 사람도 있다.

그리고 '막'이라는 표현도 사실 완전히 들어맞지는 않는다. 질막은 질 입구를 봉인하고 있는 '마개' 같은 것이 아니라 질 입구 바깥 둘레를 감싸고 있는 조각난 막에 불과하다. 즉 질 입구는 원래 뚫려 있는 것이지, 성관계를 통해 뚫리는 것이 아니다. 단순하게 생각해보라. 만약 처녀막이 질 입구를 막고 있다면 생리혈이나 냉이 질 안에서 계속 고인 채로 있다가 썩을 것이다(노파심에 덧붙이자면, 오줌은 질이 아니라 요도에서 나온다). 질막이 질 입구를 막고 있는 사람도 있지만 꽤 드문 경우이고, 만약 그렇다면 수술로 질막을 제거하여 열어주어야 한다.

심지어 사람마다 질막의 모양은 매우 다양하다. 대다수 여성들의 질막엔 구멍이 나 있으며 도넛이나 초승달 모양이다. 성호르몬이 나오기 시작하면 질막의 역할은 필수적이지 않기 때문에, 일상에서 여러 생활 마찰들을 겪으며 자연스럽게 일부가 없어지거나 얇아지기도 하고, 구멍이 더 커지기도 한다! 즉 성관계 이전부터, 그러니까 사춘기 이후부터 질막은 점점 모양이 변하거나 없어지고 있는 셈이다.

질막은 입술 안쪽과 매우 유사한 피질막이라서 유연성과 탄력성이 탁월하다. 따라서 처음으로 성관계를 할 때 갑자기 질막이 펑! 하고 터지는 게 아니라 살짝 늘어날 수

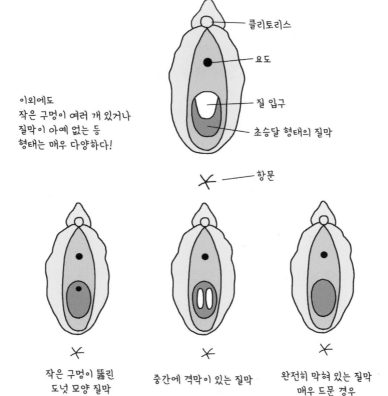

이외에도
작은 구멍이 여러 개 있거나
질막이 아예 없는 등
형태는 매우 다양하다!

클리토리스

요도

질 입구

초승달 형태의 질막

항문

작은 구멍이 뚫린
도넛 모양 질막

중간에 격막이 있는 질막

완전히 막혀 있는 질막
매우 드문 경우

다양한 질막의 모양

도 있고 일부만 찢어질 수도 있다. 영국왕립 산부인과학회에 따르면 활발한 성 생활을 하고 있는 10대 여성의 52퍼센트가 질막을 여전히 갖고 있었다고 한다.[9] 이쯤 되면 왜 '처녀' 막이라고 불러야 하는지 의문이 들 것이다.

아직 성관계 경험이 없을 때는 막연히 이런 생각을 하곤 한다. '첫 경험을 하면 피가 나고, 매우 매우 아플 거야. 왜? 처녀막이 터지니까!' 이런 '처녀막 미신'들로 인해 첫 섹스의 이미지가 공포스러워진 면이 있는데, 사실 첫 경험 때 아픈 이유는 질막 때문이 아니다. 질막이 살짝 찢어지거나 늘어났을 때의 통증은 입술이 약간 찢어졌을 때처럼 따끔한 정도일 뿐이다.

그럼 도대체 왜 아플까? 우선 저런 미신들 때문에 불안하거나 그다지 내키지 않는 첫 경험일 경우 긴장을 하게 되고, 몸이 초긴장 상태가 되면 질과 골반 근육이 무언가가 들어올 수 있도록 이완되지 않는다. 거기다 파트너가 여성을 충분히 흥분시켜주지 못하면 더 아프다. 여성이 흥분하면 질 길이가 최대 10-12센티미터 이상 길어지고 애액이 충분히 나와서 성기가 들어와도 엄청나게 아플 수가 없는 법이다.

하지만 첫 관계 때, 출혈 유무나 피의 양은 정말 말 그대로 개인차다. 질막에 구멍이 별로 안 나 있거나 남들보다 질막이 두껍다면 첫 관계시 질막이 찢어지면서 나오는 피의 양이 많고 아플 수 있다. 반대로 질막이 얇고 질막에 구멍이 여러 개 나있다면 피가 전혀 나오지 않고 통증도 적어서, 충분히 흥분만 됐다면 순탄한 첫 경험이 될 것이다.

얼마 전 성교육 활동가 구성애 선생께 질막과 첫 경험에 대한 흥미로운 이야기를 하나 전해 들었다. 미국 워크숍에 참가할 때 접한 사례로, 한 여성이 애인과 함께 첫 경험 전에 여성의학과에 찾아와 본인 질막의 두께는 물론 질막 구멍의 개수와 크기 등을 물었다고 한다. 본인의 질막이 혹시 막혀 있다든지, 많이 두꺼우면 첫 경험이 고통스러울까봐 미리 대비하려고 내진을 받았다는 것이다. 일순간 얼굴도 모르는 그 여성이 너무 부러웠다. 나도 첫 경험 전에 질막을 점검하러 병원에 들렀다면 얼마나 좋았을까? 첫 관계 전에 애인과 병원에 들러 본인의 질막 특징을 미리 알아두는 것은 참으로 멋진 준비 과정 같다.

그런데 간혹 질막만이 아니라 질 내벽까지 손상되어 침

대보를 적실 만큼 피가 엄청나게 많이 나오는 경우도 있다. 참석한 성교육 강연 중에 들은 이야기인데, 배를 타는 직업 때문에 1년 만에 부인을 만난 남편이 만나자마자 너무 급한 마음에 성관계를 무리하게 시도했다가 부인이 심한 질 출혈을 일으켜 응급실에 실려왔다고 한다. 즉, 배려가 부족한 성관계는 경험의 유무와 상관없이 여성을 다치게 한다.

문득 여성의 '처녀성'을 따지는 남성의 '처녀'에 대한 기준이 무엇인지 궁금해진다. 삽입 유무? 애무 유무? 또 그 기준에 그토록 집착하는 이유는 뭐란 말인가. 어찌 됐든 사람을 겨우 얇은 신체 조직의 유무로 판단하고 평가하려는 발상은 참 수준 낮아서 우스울 뿐이다. 순결의 기준은 오로지 '본인'만이 정할 수 있다. 순결의 대상 또한 여성에 국한되지 않고 인간 전체에 적용된다. 원한다면 자신만의 순결의 기준을 정해보고, 첫 경험을 하고 싶다면 어떤 조건(누구와 어디서 어떻게)에서 진행할지를 스스로 적어보는 것은 어떨까?

우선 기준부터 정해보자. 순결의 기준이 누군가에게는 단순히 '결혼 전에 성관계 하지 않는 것'일 수도 있다. 하지만 사람에 따라 '애인이 있을 때 다른 사람과 성관계 하지 않기, 결혼 후 성매매나 외도하지 않기' 등 자신만의 순결에 대한 철학을 만들 수 있는 것이다. 더 나아가 순결이라는 개념 자체가 고리타분해서 마음에 들지 않는다고 생각해도 상관없다. 타인, 그리고 본인에게 해가 가지만 않는다면 정답이란 없으니까!

이제 기준을 정한 후 만약 섹스를 해보는 쪽으로 결정했다면, 첫 경험 시나리오를 다양하게 펼쳐보자. 이를테면 "내 무엇무엇까지 공유할 수 있을 정도로 유대감이 끈끈해진 상대와 편안하고 아름다운 ××에서 밤 ×시에 어떤 데이트를 하고 난 후, 그리고 서로 상호 성병 검사를 마친 후에! 안전하고 건강하게 하고 싶다"처럼, 최대한 구체적으로 적어보는 것이 좋다. 중간고사 같은 시험을 앞두었다면 누구든 최소 2주 전부터는 나름 '계획'이란 걸 짠다. 그런데 첫 섹스를 앞두고는 아무런 시나리오도 없이 그 순간을 맞이한다면 참 당황스러울 것이다. 나부터가 그랬으니까. 물론 인생이란 것이 계획한 것처럼 착착 진행되는 것은 결코 아니지만, 그런 계획이 전혀 없이 겪는 것보다야 훨씬 낫지 않겠는가.

첫 경험을 앞두고 있는
당신에게

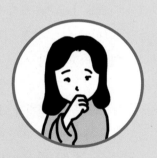

"그이가 너무 원했거든요. 하지만 가장 중요한 이유는, 두려웠어요. '절대로 안 된다면 할 수 없지. 우리 사이는 이 정도밖에 안 되나 보군.' 그가 행여 이런 말을 하면서 나를 떠날지 모른다는 생각에 겁이 났어요." 그녀의 첫 경험은 고통과 수치심 그리고 두려움이 범벅이 된 그런 것이었다.

-책《아주 작은 차이 그 엄청난 결과》중
'힐데가르트'의 인터뷰[10]

나는 어려서부터 독실한 기독교 신자인 부모님 밑에서 매우 보수적인 교육을 받고 자랐다. 그래서인지 제대로 성 교육을 받은 경험이 전무한데, 그나마 기억나는 것은 스물두 살 때 아버지와 등산하면서 들었던 말이다.

한 커플이 산 중턱 벤치에 앉아 있었다. 그 모습을 본 아버지는 갑자기 무슨 신의 계시라도 받았는지 내게 '남자를 조심하라'고 했다. 아까 저 남자 표정을 보았느냐, 어제 이미 인근 숙소에서 관계를 맺었기 때문에 이젠 여자한테 흥미 잃은 얼굴이 보이지 않냐면서. 그리곤 덧붙이셨다. "남자는 어차피 널 몇 번 만지다 떠날 거야. 명심해야 한다. 절대 몸을 허락해서는 안 돼."

하지만… 아빠, 나 그때 이미 경험 있었어.

아버지의 교육(?)에 영향을 크게 받지 않았다고 생각했지만 돌이켜보니 나는 저 고리타분하고 남성중심적인 사고에 알게 모르게 깊이 빠져 있었던 것 같다. 그 말처럼 남자가 날 떠날까 봐, 나는 남자가 내게 이별을 고하기도 전에 늘 먼저 헤어지자고 했다. 숱한 연애를 해오면서 늘, 내가 먼저, 그랬다. 그래서인지 최장 연애 기간이 두 달이 채 못 됐다. 서로 사랑에 가장 불타오를 바로 그 시기에, 언젠가 버림받을 것이 무서웠던 나는 이별을 말할 수밖에 없었다.

첫 경험은 또 어땠던가. '성관계를 하지 않으면 절대 사랑이라고 할 수 없다, 나는 정말 이렇게 오래 걸리는 경우가 처음이야' 따위의 말을 들은 나는 그를 실망시키고 싶지 않았고 반강간으로 첫 관계가 진행됐다. '성관계하면 어떤 느낌일지 궁금해서, 다른 누구도 아닌 그와 해보고 싶어서'와 같은 맥락이 전혀 없었던 것이 아쉬움이 남는다. 물론 너무 오래전 일이라 그 사람 얼굴도 까먹었을 정도인 게 우습지만.

만약 여러분 중에 첫 경험을 앞두고 있는 사람이 있다면 부디 본인이 정말 하고 싶을 때 했으면 좋겠다(사실 하든 안 하든 자유다. 당신이 성관계를 하지 않기로 결정했다면 이 세상 누구라도 당신에게 한번 해보라며 설득하고 강요할 권리란 없으니까). 만약 날 다 잡아두고 키스를 시작하는 바로 그 순간에도, 갑자기 두려워졌다면 관계를 중단해야 한다. 남자의 정성, 둘의 약속 같은 것은 중요하지 않다. '후회'가 남을지도 모를 신체적 행위는 시작부터 하지 말아야 한다. 그 후회는 결국 몸에든 마음에든 상처로 남기 때문이다.

건강한 섹스의 시작은 '서로가 원할 때 한다'는 것이다. 첫 경험 때 생긴 트라우마는 차후 오르가슴까지 방해하기 마련이다.

사실 한국 사회는 여성이 섹스에 대한 자발적인 의지를 최대한 못 가지게 하려는 것 같아 보인다. 학교 다닐 때는 임신 중절 비디오를 보여주며 죄책감만 심어주더니 졸업하고 성인이 되면 어떤가. 이젠 연애를 하면 으레 성관계 정도는 해야 되는 사회 분위기가 압박감으로 다가온다. 자발성이 특별히 안 생기는 것도 어쩌면 당연하다. 그리고 우리가 망설이는 이유는 사실 섹스의 스펙트럼에 있다. 성관계가 그저 행위 자체만이 아닌 성관계 전에 있어야 할 일과 이후 겪게 될 감정과 신체적 변화들까지도 모두 '섹스'라는 것을 은연중에 알고 있기 때문이다. 하지만 누구도 우리에게 섹스 전과 후에 일어날 사건들도 섹스의 일부이며 그 사건들은 또 어떤 것들일지 구체적으로 말해주지 않았다. 이 책은 그래서 섹스의 전, 중, 후를 모두 알려주려고 한다. 부디 당신만큼은 '미리' 알아서 '잘' 대비할 수 있기를 진심으로 바란다.

사실 '첫 경험'이란 단어도 너무 유치하다. 우리가 할 수 있는 경험이 성관계밖에 없나? 내가 오늘 훠궈를 처음 먹었다면 그것도 '첫' 경험이다. 그렇다면 수많은 경험 중에 첫 번째 하는 경험의 최고봉이 섹스라는 걸까? 사실 해보면 알게 된다. 그게 뭐 그렇게 최고도 아니라는 걸.

첫 경험이 중요하지 않다는 말은 결코 아니다. 다만 첫 성관계가 여성의 몸에 미칠 수 있는 영향, 사전에 시행되어야 할 다양한 검사들과 같은 현실적인 이미지보다는 '처녀, 총각 딱지 뗀다' 식의 가볍고 외설적인 이미지로 이 단어가 곡해되는 것 같아 참 멋없게 느껴진다.

어쨌든 당신이 정말 원해서 관계를 시작하게 된다면 첫 경험 전에 이 책 5장에서 소개하는 HPV 검사를 파트너에게 모두 받게 해볼 것을 명심하자. HPV는 단순히 문란해서만 걸리는 것이 아니라 너무 흔해서 그렇다.

4
편의점보다 흔한
HPV

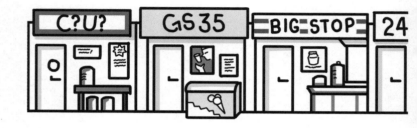

거리 곳곳에서 눈만 들면 편의점을 볼 수 있는 것처럼

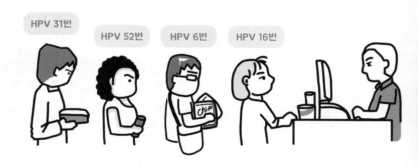

HPV 감염 여부, 눈으로 볼 수 있다면 편의점만큼 자주 볼 수 있을지도.

2016년 일이다. 아르바이트를 하던 나는 PC방 카운터에서 전화 한 통을 받았다.

> "정수연 씨, HPV 고위험군에 걸리셨어요. 56번, 58번 둘 다 고위험군입니다."

너무 당황스러워서 대답을 뭐라고 했는지 기억도 안 난다. 전화를 받기 1주 전쯤, 자궁경부암 검진 무료 대상자라는 편지 한 통을 받고 여성의학과에 갔다. 결과는 음성이었고 그래서인지 의사는 내게 HPV 검사를 권하지 않았다. 하지만 뭔가 촉이 왔다. 전남친 중에 의심 가는 놈이 있었기에. 인터넷 검색을 해보니, 경부암 음성과 바이러스 음성은 동의어가 아니란다. 부랴부랴 다시 병원에 가서 바이러스 검사도 받았고 결과는 보시다시피 바이러스 보균자다. 56번은 가다실로도 예방할 수 없는 번호이며 58번은 한국 기준 최다 감염 2위의 바이러스다. 또한 두 번호 모두 국제암연구소(IARC)가 지정한 1급 발암물질에 해당된다.

집에 결과지가 오면 엄마한테 야단맞을 게 분명해서 전화로만 듣고 끝내려 했는데 도저히 현실감이 오질 않아, 결국 다음 날 병원에 찾아갔다. 의사가 내가 걸린 번호를 볼펜으로 동그라미 쳐가며 열심히 설명해줬던 것 같다. 이윽고 병원 문을 열고 나오는데 갑자기 너무 서러워서 눈물이 났다. 어제는 심장이 쿵쿵거리는 정도였는데, 오늘은 슬펐다. 이십몇 년을 살면서 HPV? 들어본 적도 없었다. 자궁경부암은 어렴풋이 뉴스를 통해 본 것도 같은데, 나와는 무관하다고 생각했다. 그런데 의사는 이 바이러스가 정말 흔하며 대개는 2년 안에 사라지지만 훗날 암이 될 수도 있다며 백신을 권했다. 그런데 총 3번에 걸쳐 맞아야 하는 주사 가격이 수십만 원이었다. 당시 이렇다 할 큰 소득이 없던 나로서는 접종은커녕 앞으로 바이러스 재검 비용만 생각해도 눈앞이 캄캄했다.

바이러스 보균 사실을 안 이후 내 삶은 180도 변했다.

그때 시험을 준비하고 있었는데 집중이 될 리 만무했고 대신 하루 종일 HPV 관련 해외 논문을 찾아다녔다. 나와 같은 보균자의 사례를 모으고 전문가 인터뷰를 스크랩해서 블로그에 정리하기 시작했다. 찾다 보니 최신 자료가 너무 많았고 병원에서 말해준 것과는 다른 맥락의 주장도 있었다. 나라별로, 의사마다 말이 다르거나 의사, 약사 간에 입장 차가 있기도 해서 놀라웠다. 그렇게 내 블로그는 HPV 포스팅으로 가득 채워졌고 3년간 50여만 명이 다녀갔다. 나 혼자서만 괴로운 줄 알았는데 20대 HPV 보균자들의 처절한 고민 댓글이 하루에 많게는 수십 개가 달렸다. 다 내 또래 친구들 나이였다. 그들은 억울해하고 나처럼 한동안 매일 밤 울고 악몽에 시달렸다. 우리는 서로의 위로이자 용기였다. 그래서 아직까지도 블로그를 그만둘 수가 없다.

얼마 전, 겨우 초등학교에 다니는 동생들에게 성교육 특강을 했다. 특강을 요청하는 어머니에게 애들이 학원 숙제가 밀렸는데 무슨 성교육이냐고 투덜거리는 척했지만 나보다 동생들이 더 신나 있어서 안방에서 수업을 시작했다. 당연히 HPV에 대한 것도 상세히 알려줬는데, 문득 나도 이런 성교육을 받았더라면 지금 보균자가 됐을까 싶어서 기분이 묘했다. 나는 정자-난자 위주의 성교육을 받아왔고 커서는 어딘가 불편하지만 으레 그래야 한다고 여겨지는 쿨(?)한 섹스를 경험했다. 늦었지만 '진짜' 성교육이 내 세대 여성들에게도 필요하다. 이 장에서는 여러 바이러스성 성병 중에서도 매우 흔한 HPV를 다룰 것이다. 보균자, 비보균자 모두에게 꼭 필요한 지식이다. 만약 내가 이 내용들을 미리 알았더라면 걸리지 않았을 테니까.

2012년 저명한 국제 학술지 〈네이처〉는 HPV를 '전 지구적인 부담'[11]이라고 표현했다. HPV가 이렇게 가깝고 심각한 문제로 다가온 지도 꽤 되었는데, 대한민국 성교육은 왜 몇십 년째 그대로일까? 변화가 필요하다. 이 책을 다 읽은 분은 꼭 HPV와 자궁경부암에 대해 여기저기 널리 알려주셨으면 한다. 학교에서 안 하면 다른 모든 여성들을 위해 여성들 스스로라도 해야 한다.

내가 HPV 보균자?
그게 뭐지?

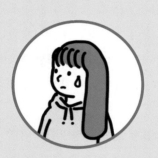

Q. **20대 여성 절반이 보균자? HPV가 그렇게 흔하다고?**

A. **그렇다. 대한부인종양학회에 따르면 20대 여성 절반이 HPV 보균자라고 한다.**

남성 HPV 검사는 실효성이 낮은 탓에 상용화 및 개발이 잘 되지 않았다. 그런데 HPV는 주로 섹스로 전염되며, 섹스는 여자 혼자 하는 것이 아니다. 이런 상황에서 여성 절반이 보균자라면 남성의 수치도 대략 예상이 갈 것이다. 문제는 HPV 검사를 낯설게 느끼는 사람이 여전히 많고, 걸려도 당장은 아무런 증상이 없다 보니 본인이 보균자인지 모르고 살아가는 사람이 대다수라는 것이다. 또한 이 바이러스에 대한 오해도 다양해서, 백신과 콘돔만 있으면 문제없다거나 성적으로 문란한 사람만 걸린다는 편견이 팽배하다.

옆 페이지의 표를 보면 연령별 HPV 감염률 및 자궁경부암 증가율 모두 20대가 가장 높다. 2019년 10월 건강보험심사평가원이 국회 보건복지위원회에 제출한 '최근 5년간 5대 암 진료 환자 현황' 자료에서 2018년 기준 통계로는 20대의 5년간 자궁경부암 증가율이 65.1퍼센트로 여전히 다른 연령대에 비해 압도적인 수치를 보였다고 한다.

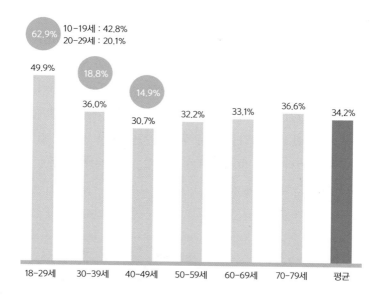

 연령별 HPV 감염률
자궁경부암 연령대별 증가율

62.9% 10-19세 : 42.8%
       20-29세 : 20.1%

49.9%
18.8%
14.9%
36.0%
30.7%
32.2%   33.1%   36.6%   34.2%

18-29세 30-39세 40-49세 50-59세 60-69세 70-79세 평균

연령대별 HPV 감염률 및 자궁경부암 증가율

연령별 HPV 감염율 : 18-79세 한국 여성 60,775명 대상 연구 자료, 대한부인종양학회, 2012
자궁경부암 연령대별 증가율 : 건강보험심사평가원, 2014년 기준

Q. HPV에 감염되면 어떻게 되는데?
A. HPV는 암으로 발전할 수 있다.

서울대학교병원에 따르면 자궁경부암 환자의 99.7퍼센트 이상이 HPV 고위험군 보균자였다. 국립암센터 자궁암센터장 박상윤 박사는 한 인터뷰에서 다른 암과 달리 HPV가 거의 유일한 발병원인 자궁경부암을 "좀 별난 암"이라고 표현하기도 했다.[12] HPV에 감염되면 자궁경부암 외에도 걸린 번호에 따라 목이나 성기에 종양이 생겨 암에 걸리게 되거나 생식기 사마귀가 발생할 수 있는데, 성별로 나눠보면 다음 표와 같다.

성별	질환 종류
여성	자궁경부암, 곤지름(생식기 사마귀), 두경부암, 후두유두종(후두에 사마귀), 편평사마귀, 항문암, 질암, 외음부암
남성	곤지름, 두경부암(ex. 구인두암, 편도암), 후두유두종, 편평사마귀, 항문암, 고환암, 음경암

HPV가 유발하는 질환

Q. 이런 증상들이 있는데, 나도 혹시 감염됐을까?

A. HPV 감염으로 오인할 수 있는 다른 질환들이 있다. 아래에서 자세히 살펴보자.

편평 사마귀

편평 사마귀(얼굴이나 몸에 주로 나는 사마귀의 일종)는 성기에 문제를 일으키는 번호와는 전혀 다른 유형의 HPV가 원인이다. 즉 성 접촉에 의한 것이 아니기 때문에 성병, 자궁경부암 등과 무관하며 피부 질환의 일종으로 본다. 생겨도 별다른 통증은 없으며 잡티나 검버섯으로 오인하는 경우가 많다. 자칫 퍼지거나 가족에게 전염시킬 수 있으므로 레이저 치료를 받는 것이 좋지만 자연적으로 치유되는 경우도 있으므로 피부과 전문의와 상담해보자.

곤지름과 헷갈릴 수 있는 단순 종기들

간혹 여성은 바르톨린 낭종, 피지낭종(생식기 쪽 피부에도 피지선이 분포하며, 성 경험이 없어도 성기 근처에 좁쌀 같은 여드름이 날 수 있다), 질전정유두종 등과 곤지름을 헷갈릴 수 있다. 특히 질전정유두종은 곤지름과 형태가 매우 유사하나 HPV와는 무관하며 성병으로 분류되지 않는다. 또한 전염성이 없고 정상 조직에 가까워 대부분의 경우 별도의 치료가 필요하지 않으나 전문의가 아닌 이상 육안으로 구별이 어려우므로 반드시 진단을 위해 산부인과 내원이 필요하다. 남성은 진주양구진, 피지낭종을 보고 곤지름으로 착각하는 경우가 있는데 이렇게 애매할 때엔 빨리 병원에 가서 진찰을 받아봐야 확실히 알 수 있다. 혹 진짜 곤지름이라면 항문까지 퍼지기 전에 조속한 치료가 필요하다.

자, 그럼 다시 앞의 표로 돌아가서 곤지름부터 확인해보자. 성병, 그거 남 일 아니냐고? 질병관리본부가 발표한 〈2017년도 감염병 감시연보〉에 따르면 2012년에 비해 2017년에 여성과 남성을 합친 곤지름 환자 수가 3배 가까이 늘었다. 그런데 에이즈가 한 번의 접촉으로 걸릴 확률이 0.04퍼센트인 반면, 곤지름의 전염률은 50퍼센트, 즉 에이즈의 1250배에 달한다. 여기서 또 한 가지 시사점은 곤지름의 주요 유발 번호인 6번과 11번은 후두에 사마귀가 생기는 '후두유두종'의 원인 번호와도 같다는 점이다. 즉 HPV 6번, 11번으로 인해 성기에 사마귀가 생기면 곤지름, 후두에 사마귀가 생기면 후두유두종인 것. 오럴 섹스의 대중화와 높아지고 있는 곤지름 유병률은 곧 후두유두종의 발생률도 높일 수 있다.

또한 최근 미국 질병통제예방센터(CDC)를 통해 성별에 상관없이 걸릴 수 있는 구인두암(신규 1만 8917건)이 자궁경부암(신규 1만 1788건)을 제치고 이제 HPV와 관련해 가장 흔한 암인 것으로 발표되었다.[13] 특히 자궁경부암은 연간 발암 변화율이 1.6퍼센트로 감소한 데 비해, 구인두암의 발생률은 남성은 2.7퍼센트씩, 여성은 0.8퍼센트씩 증가하고 있는 추세다.

또한 편도암의 주원인은 술, 담배였으나 최근 HPV 음성 편도암 환자보다 HPV 양성 편도암 환자가 훨씬 많은 추세이며 서울성모병원 기준 편도암 환자 231명 중 151명(65.5%)이 HPV 양성인 것으로 드러났다. 자궁경부암이 여성만 걸릴 수 있는 암이라면 HPV 양성 편도암은 남성 환자 수가 훨씬 많기 때문에, 남성들도 HPV에 각별히 주의해야 한다.

이런 상황이다 보니 일각의 논문에서는 두경부암(구인두암, 편도암 등)이 21세기 유행병이 될 것으로 전망했을 정도다.[14] 그도 그럴 것이 포궁 경부 점막과 편도 점막은 매우 유사하여 아직까지 높은 확률은 아니지만 키스로도 구강에 HPV가 감염될 수 있으니까.

추가로, 2010년 국제 의학저널에 발표된 논문[15]에서는 HPV 보균 남성의 정자는 직진 운동성이 낮고 정자 모양새가 정상 정자와 달라서 난임의 원인이 될 수 있다고 밝혔다. 여성의 경우에도 역시 HPV 보균이 유산 및 난임과 유의한 연관성을 가지는 것으로 최근 학계에 보고된 바 있으니, 이제 난임의 원인으로 HPV도 넣을 수 있게 된 것이다.[16]

다음은 가장 최근 국내 보고다. 강북삼성병원 교수팀이 HPV 검사를 받은 30세 이상의 건강한 여성 6만여 명을 5년간 추적 관찰한 결과, 고위험군 HPV에 감염된 그룹이 비감염 그룹보다 심혈관질환 발생 위험이 1.25배(25%) 높은 것으로 나타났다. 이를 연구팀은 HPV가 면역력 이상 등으로 혈액 내에 침투하여 심혈관질환을 일으키는 것으로 추정했다. 또한 2009년 한 연구[17]에서는 HPV가 폐암의 한 원인으로 지목되기도 했다. 폐암 중에서도 비흡연자가 주로 걸린다는 '선암' 환자의 폐 조직에서 HPV가 검출된 것이다. 아시아인 표본의 경우 감염 평균치가 35.7퍼센트로 나왔다.

공중화장실, 목욕탕에서 HPV를 옮는 경우는 지나가다 벼락 맞을 확률처럼 매우 희박하다. 간혹 HPV 자연 발생설을 말하는 사람도 있는데, 원인 없는 바이러스가 어디 있겠는가? 갑자기 하늘에서 바이러스가 뚝 떨어질 수는 없다. HPV 감염 경로는 삽입 섹스, 항문 섹스, 성기끼리의 단순 접촉, 오럴 섹스, 키스 등으로 알려져 있다. 성기-성기끼리도 걸리지만 성기-구강 경로로도 감염이 가능하다는 말이다. 물론 아직까지는 삽입 섹스가 가장 결정적인 감염 경로다. 노파심에 말하지만, 단순히 섹스한 사람들이 모두 다 HPV에 걸려 있다는 말은 절대 아니다. HPV '보균자'와 성 접촉을 해야만 옮는다. 또한 남성이 여성에게, 여성이 남성에게 HPV를 옮기는 것이 모두 가능하다. 그런데 대개 곤지름이 아닌 이상 육안으로는 전혀 HPV 보균 유무가 파악이 안 되므로 반드시 성관계 전에 HPV 검사를 받아봐야 한다. 심지어 곤지름도 잠복기가 있다. 성관계 외다른 감염 경로로는 아래와 같은 것들이 있다.

수직 감염

2012년 한국 질병관리본부에 따르면 HPV 양성인 임산부들로부터 태어난 태아의 경우 25.7퍼센트의 감염률을 보였는데,[18] 다행히 수직 감염된 HPV 양성 신생아를 2개월 후 추적 관찰한 결과 모두 바이러스가 소실됐음이 밝혀졌다. 그러나 이후 잠복기를 거쳐 소아기 때 후두유두종, 결막유두종, 생식기 사마귀로 발현된 사례가 해외 및 국내에서 보고된 바 있어, 장기적인 연구가 더 필요해 보인다. 그나저나 일부 남성들은 성매매나 외도로 HPV를 옮겨놓고 수직 감염되었다고 하는데, 이러지는 말았으면.

섹스토이

섹스토이 공유로도 HPV에 감염될 수 있음이 논문을 통해 밝혀졌다.[19] 실험에서 세척하지 않은 바이브레이터를 24시간 뒤에 확인해보니 여전히 HPV가 검출됐다.

손

성기와 접촉한 손이 아니라면 전혀 가능성 없는 경로다. 물론 성기를 만지면 손톱 끝에 HPV가 감염될 수 있으며 그 손으로 자신의 성기를 만지면 역시 감염 가능성이 있다.[20]

혈액

혈액 내에서도 HPV DNA가 발견되는 경우가 있으므로 수혈을 통한 감염 가능성이 존재하나 그 인과성에 대해서는 명확하게 연구된 바가 없다. 한편 미국 적십자사는 클라미디아에 걸렸거나 곤지름(HPV), 헤르페스 보균자라고 하더라도 건강상에 특이점이 없다면 수혈을 미룰 이유가 없다고 밝혔다.

수술

곤지름 제거를 위해 레이저 시술을 했던 의사가 후두유두종에 감염된 사례가 보고됐다.[21]

Q. HPV, 콘돔 안 껴서 걸린 거 아냐?
A. 꼭 그런 것은 아니다.

HPV는 콘돔으로 가릴 수 있는 부위에만 있지 않다. 쉽게 말해 음낭에도 있다. 그런데 성관계를 하다 보면 여성기에 음낭이 닿을 수밖에 없다. 게다가 HPV는 입에도 있어서, 오럴 섹스도 한 감염 경로다. 단순히 '콘돔 안 써서' 걸리는 게 아니란 소리다. 거기다 콘돔 자체에도 한계점이 있다. 헤르페스와 HPV 같은 '바이러스'는 크기가 0.008~0.33 마이크로미터에 불과해 콘돔(라텍스 간격이 4마이크로미터)을 사용해도 감염될 가능성이 크다는 것이다. 반면 '세균'은 바이러스에 비하면 훨씬 큰 탓에 콘돔으로 예방이 가능하다.[22] 나조차도 늘 콘돔을 사용해왔지만 HPV에 감염된 것을 알고 참 억울했던 기억이 난다. 물론 그럼에도 불구하고 콘돔을 사용하면 사용하지 않았을 때보다 성병 예방률이 매우 높고, 질외 사정 따위에 비하면 굉장히 효과적인 피임법이므로 반드시 착용해야 한다. 다만 좀 더 발전된 콘돔이 출시되길 바랄 뿐이다.

이해를 돕기 위해 말하자면 세균과 바이러스는 엄연히 다르다. 클라미디아와 같은 균은 항생제를 먹으면 사라지지만 HPV, HIV, 헤르페스와 같은 바이러스는 우리 몸에 잠복해 있다가 어느 순간 각각 자궁경부암, 에이즈, 입술/성기 포진으로 나타날 수 있다. 따라서 시중에 항바이러스제로 나온 제품들은 바이러스 자체를 제거하기보다는 활동을 억제시켜주는 것에 불과하다. 또한 균은 입자가 커서 콘돔으로 예방할 수 있는 확률이 크지만 바이러스는 작은 크기 탓에 예방 효과가 떨어진다.

Q. 그럼 성적으로 문란한 사람만 걸리는 건가?

A. 절대 그렇지 않다.

영국 암연구소에 따르면 HPV는 성관계를 시작한 사람이라면 10명 중 8명이 평생 살면서, 삶의 어느 시점에 반드시 1번 이상 걸릴 수 있는 바이러스다![23] 그도 그럴 것이 서로가 처음이면서, 평생 서로하고만 관계를 한다면 걸릴 일이 없겠지만 현대인들이 이런 원투원 섹스를 하기란 쉽지 않다. 즉 파트너가 성매매나 원나잇스탠드, 외도를 하지 않았더라도 성 경험에서 대상이 2명 이상이라면, 혹은 1명이더라도 내 현재 애인의 첫 경험이 내가 아니라면 돌고 돌아 HPV가 나에게까지 올 수 있다는 것. 그러므로 확률적으로 안 가지고 있는 게 더 어려운 바이러스라고 할 수 있다. 물론 파트너가 성매매를 했다면 거의 100퍼센트 감염자라고 보면 된다. 성 구매자들만 없었어도 일이 이렇게 커지진 않았을 것이다. 뭐든 수요가 있어야 공급이 있기 마련이니까.

상담을 하다 보면 수많은 내담자들이 '내 몸이 더러워진 것 같다, 죽고 싶다, 나는 사랑하는 사람하고 한 죄밖에 없는데' 같은 말을 하곤 한다. '문란하게 살아서 HPV에 걸린다'는 식의 편견 때문에 애꿎은 사람이 수치심을 가지고 사는 현실이라니, 정말 안타깝다. 설령 누군가가 원나잇으로 HPV를 옮았다 해도 아무도 그 사람을 비난할 자격이 없다. 이는 결과만 보고 과정은 무시하는 것이다. 임신 중절이든 바이러스 감염이든 절대 1인이 혼자 북 치고 장구 치다 생기는 일이 아닌데 말이다.

Q. 그럼 HPV 걸리면 평생 달고 살아야 해? 다른 사람들 보면 그냥 잘 사는 것 같은데.

A. 흔한 바이러스인 만큼 사라지는 경우가 더 많다.

사람마다 다른데, 보통 1-2년 내에 자연 소멸하는 것으로 보고 있다. 하지만 의사마다 견해가 달라서, 바이러스가 완벽히 사라진다고 보긴 어렵고 활동 정도에 따라 검사지에 뜨다, 안 뜨다 할 수 있다고도 한다. 미국감염학회지에 발표된 한 논문[24]에 의하면 20대 초반에 HPV 감염률이 가장 높다가 이후 점진적으로 감소하고, 다시 5-60대에 감염률이 치솟았다. 연구진은 이를 새로운 감염이라기보다는 수십 년 전에 걸렸던 바이러스의 재활성화인 것으로 보이며 수년간 검사할 때마다 계속 같은 번호 바이러스가 뜬다면 자궁경부암과의 연관성을 의심해볼 수 있다고 밝혔다. 다른 연구에서는 감염된 지 400일 이후부터는 고령이 고위험군 HPV 제거의 방해 요인이 된다고 언급했다.[25] 그래서 나는 어차피 건강 관리는 평생 해야 하므로 바이러스 때문이라도 면역력 증강에 힘쓰면서 살아야겠다고 다짐했다. 그리고 최근 연구 사례에 의하면 같은 번호에 계속 재감염되면 그 전보다 HPV 제거가 느려지고, 여러 고위험군 번호가 함께 감염된 경우 처음엔 HPV 제거를 촉진시키지만 감염이 지속됨에 따라 그 효과가 약화되고 오히려 뒤바뀔 수도 있다고 한다.[26] 즉 바이러스가 어느 날 음성으로 떴더라도 혹시 모르니 1~2년 주기로 HPV 검사를 받아야 하는 것이다. 물론 바이러스 보균 자체가 곧 암 환자라는 뜻은 절대 아니며 차후 그럴 가능성이 있다는 정도다. 나 또한 1년 만에 HPV가 사라졌고 이후 바이러스의 재활동을 걱정했지만 3년간 10번이 넘는 재검사 때마다 계속 아무것도 안 뜨고 있다.

너무 뻔한 말이겠지만 HPV도 결국엔 바이러스다 보니 약화시키는 데는 면역력이 관건이며, 농도 수치가 높은 상태의 바이러스나 고위험군에 감염됐다면 위험 가능성이 높을 수 있다. 참고로 결과지 속 바이러스 번호 옆에 적혀 있는 '+'의 수가 많을수록 농도 수치가 높다(=감염 양이 많다)는 뜻이다. 농도까지 나오는 HPV 검사가 가능한 병원이 생각보다 많지 않으므로, 사전에 전화로 확인 후 방문하기를 권한다. 보통 암 검사에서 결과가 안 좋게 나와야 바이러스 농도 검사가 가능한데, 암 검사 결과와 상관없이 농도 검사를 해주는 곳도 꽤 있다. 우리는 알 권리가 있고 그것이 내 건강을 해치지 않는 한 병원은 우리가 원하는 검사를 해줘야 한다.

그런데 다행히도 자궁경부암은 다른 암에 비해 초기 진압이 잘 되는 편이다. 대신 초기 증상이 거의 없어서 발암 사실을 잘 모르는 암이기도 하니, 성 경험이 있다면 정기적인 검사가 필수다.

"미국 질병통제예방센터는 HPV 감염의 90퍼센트 이상이 2년 내에 신체에서 '제거'된다고 추정합니다. 그러나 신체가 실제로 바이러스를 완전히 없앨 수 있는지, 아니면 적어도 일부 여성에게서 나타나는 것처럼

바이러스 농도가 낮아 감지할 수 없는 수준으로 억제
되어 있는지는 확실하지 않습니다. … 그러나 오래된
HPV 감염은 수년 후 면역계의 변화로 인해 '재활성화'
될 수 있습니다. 또한 새로운 파트너와 성관계를 가질
경우 새로운 HPV에 감염될 수 있으므로 정기적인 재검
사가 필요합니다."[27]

- 의학 박사 마리 사바드(Marie Savard)

현실적인
HPV 예방법

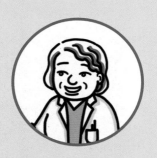

Q. 혹시 백신을 맞으면 HPV가 100퍼센트 예방될까?

A. 100퍼센트 예방할 순 없다.

HPV는 16번, 18번… 이런 식으로 번호로 구분이 되는데 그 종류가 100여 개를 넘는다. 그런데 가장 많은 종류를 막아준다는 '가다실 9가'를 기준으로 봤을 때 총 9개, 그 중 고위험군은 7개만 막아줄 뿐이다. 알려진 고위험군만 13개인데 말이다. 참고로 '가다실 4가'는 4개, '서바릭스'는 2개를 예방해준다.

다음 페이지 표에서 HPV를 위험도별로 나누었다. 실제 종류는 더 많지만 실질적으로 우리 포궁에 영향을 미치면서 위험도를 분류할 수 있고 통상 병원에서 검사도 가능한 총 32가지 유형의 바이러스를 국제암연구소 기준표[28]를 참고하여 정리했다. 다른 색으로 표시된 번호는 국제암연구소에서 지정한 1급 발암물질에 해당된다. 또한 확률적으로는 낮지만 감염 번호가 고위험군이 아니어도 자궁경부암에 걸릴 순 있다.

위험 정도	해당 번호
고위험군 (13개)	16, 18, 31, 33, 35, 39, 45, 51, 52, 56, 58, 59, **68**
중간 위험군 (6개)	53, 66, 67, 70, 73, 82
저위험군 (13개)	6, 11, 42, 44, 54, 61, 62, 72, 81, 83, 84 ,90, 91

■ 곤지름 유발 번호에는 가장 흔하게 관련되는 6, 11번 외에 30, 42, 43, 44, 45, 51, 54, 55, 70번도 있다.[29]

위험 정도로 분류한 HPV 종류

    다음은 HPV 백신별로 예방해주는 번호 유형을 나눈 표다. 만약 기존에 가다실 4가나 서바릭스를 맞았지만 새로 접종하고 싶다면 9가와 교차 접종이 가능하므로 전문의와 그 시기를 조율해볼 것을 권한다.

종류	예방 번호
가다실 9가	6, 11, 16, 18, 31, 33, 45, 52, 58
가다실 4가	6, 11, 16, 18
서바릭스	16, 18

HPV 백신 유형

연구에 따르면 우리 나라 여성들이 가장 많이 감염된 번호는 16 〉 58 〉 56 〉 53 〉 52 〉 39 〉 18 〉 68 〉 66번 순이었으며[30] 다른 나라에 비해 52, 58번 감염률이 높았다.[31] 특히 58번은 전 세계적으로 동아시아에서만 유독 감염률이 높은데 연구 결과에 의하면 16번 다음으로 암으로의 진행 속도가 빠르게 나타났다. 참고로 52, 58번은 가다실 9가로만 예방할 수 있다.

위 세 가지 백신 중 어느 것을 맞아도 자궁경부암의 주요 원인 중 70퍼센트를 차지하고 있는 16, 18번은 예방이 되므로 매우 큰 확률로 암 예방이 가능한 백신들이라고 할 수 있다. 다만, 백신의 항체 유지 기간이 결코 '평생'이 될 순 없고 모든 번호를 막아주진 못한다. 실제로 유지 기간이나 부작용에 대해서는 의견이 분분하다. 가다실 제조사인 머크(Merck)에서 임상 시험을 주관한 다이앤 하퍼(Diane Harper) 박사는 "임상 시험에서 가다실의 효과가 5-10년 지속되는 것으로 나왔지만 일부 여성에게서는 약효가 3년을 넘지 못했다"고 말한 반면, 가톨릭대 강남성모병원 박종섭 교수는 "과학에서 '100퍼센트'란 없으며 암을 이 정도로 예방할 수 있다는 것은 획기적 성과다. 백신 접종으로 얻는 것이 잃는 것보다 월등히 많기 때문"에 접종을 권한다고 표명했다.[32] 이외에도 여러 전문가들의 의견을 참고하여, 백신을 맞을지 말지를 스스로 판단해볼 수 있겠다.

이외에도 인과성이 확실히 밝혀지진 않았지만 CRIS(만성 통증 질환)도 보고된 백신의 부작용 중 하나다. 확률적으로는 매우 드문 편이지만, 무작정 백신 접종을 권하기보다 알려진 부작용 사례를 함께 소개하는 것이 옳다고 보아 소개하는 것이니 참고해서 결정하기 바란다. 여하튼 백신이 만능은 아니기 때문에, 혹시라도 '접종했으니까 난 괜찮겠지?'라고 안심하지 말고 평소 정기검진 및 성관계 전 상호 검사를 잊지 않아야 한다. 백신 제조사조차도 주기적인 검진을 해야 한다고 강조하고 있으니 말이다. 검사 종류나 방법에 대해서는 5장에 자세히 소개했다.

호주는 자궁경부암 검사는 물론 HPV 검사까지 국가에서 무료로 지원해주는 동시에 2013년부터 지금까지 남자 청소년들에게도 HPV 백신을 의무 접종한 덕분에 현재 18-24세 여성들의 HPV 감염률이 1.1퍼센트라고 한다. 심지어 세계 최초로 자궁경부암이 곧 사라질 국가라고 하니

굉장한 성과다.[33] 우리 사회에도 더 많은 변화들이 생기기를 간절히 바란다. 집단 면역 효과는 생각보다 위대하다.

Q. 자궁경부암 주사는 여자가 맞는 거 아닌가?

A. 명칭 때문에 이런 오해가 많지만 남녀 모두 접종해야 한다.

꼬마숙녀의 건강한 성장을 응원합니다!

- 2016년 보건복지부에서 배포한 '자궁경부암 예방접종' 홍보 포스터 문구

"자궁경부암? 자궁에 생기는 암인가 보지? 난 자궁이 없으니까 여자만 맞는 주사 맞네." 일단 자궁경부암 주사가 아니라 HPV 백신이라고 표현해야 옳다. 최근 국회가 질병관리본부에 제의해 명칭이 바뀌었다. 그도 그럴 것이 HPV로 인해 걸릴 수 있는 질환은 성별에 상관없이 매우 다양하니까.

남성은 HPV에 감염되면 편도에 종양이나 사마귀가 생기거나, 음경이나 고환에 암이 발병할 수 있다. 심지어 최근 미국 질병통제예방센터는 HPV로 인한 자궁경부암보다 남성도 걸릴 수 있는 구인두암 신규 발병률이 더 높다는 통계를 발표했다. 최근 한국 대한이비인후과학회 학술대

회에서도 본래 술이나 담배가 원인이 되어 구인두암이 발병했지만 최근 발생 원인 2/3가 HPV임이 밝혀졌다. HPV가 성별의 문제가 아니라 인류의 문제가 된 것이다. 미국의 한 암연구센터[34]에 의하면 여성은 나이가 들면서 HPV 자연 치유 능력이 발달하는 것으로 보이지만 남성은 그렇지 않다고 한다. 특히 국제암연구소에 따르면 가장 구인두암 발암성이 높은 HPV 16번이 남성의 경우, 초기 감염 1년 뒤에 재감염될 확률이 20배, 2년 뒤에는 14배 높았다.[35] 다른 연구에서도 남성은 HPV 항체가 잘 생기지 않으며 한번 걸리면 곤지름 재발률이 여성보다 훨씬 높은 것으로 밝혀졌다.[36] 따라서 두경부암과 곤지름 예방을 위해 남성의 HPV 백신 접종은 이제 필수인 셈이다.

이런 상황인데도 여러 기관에서 HPV 백신을 '자궁경부암 주사'로 부르며 여성에게만 할인 혜택을 주고 여자 청소년들만을 대상으로 무료 접종을 실시하는 것은 비효율적이다. 실제로 가장 많은 가짓수를 막아주는 가다실 9가를 국가 예방 접종으로 선택한 국가는 총 27개국인데, 그중 9개국에서 남성에게도 접종을 지원해주고 있다. 참고로 우리 나라는 만 12-13세 여성 청소년에게만 가다실 4가를 지원 중이다.

HPV,
이미 걸렸다면?

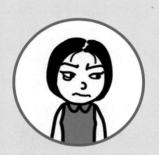

Q. **HPV 보균자가 백신을 뒤늦게라도 맞으면 도움이 될까?**

A. **감염된 번호를 확인한 후 각자 판단해보자.**

감염된 번호가 백신이 막아주는 예방 번호와 겹친다면 이미 걸렸기 때문에 해당 번호에 대해서는 예방 효과가 떨어지지만, 다른 번호들만큼은 대비할 수 있다. 136쪽의 표를 참고하기 바란다.

그런데 미국 식품의약국(FDA) 내부 문서에 따르면 HPV 보균자가 백신을 접종할 경우 오히려 자궁경부암 전암 단계로 갈 위험성을 44.6퍼센트나 높일 수 있다는 일각의 주장[37]도 있으므로 접종을 할 계획이라면 그 전에 HPV 검사부터 해보는 것이 현명하겠다.

위 주장에서 언급한 가다실은 4가를 말하며, 9가는 비교적 최근에 나온 백신이라 아직 밝혀진 데이터가 없다. 그래도 나는 9가의 예방 번호 중 58번에 감염된 적이 있다 보니 혹시 몰라서 접종을 보류해둔 상태다. 내 경우엔 최초로 감염되었을 당시가 2016년이라 가다실 4가를 접종하는 것이 최선이었으며 9가는 나 대신 애인이 접종했다. 하지만 곤지름을 포함한 HPV 관련 질환을 진단받은 여성이 가다실 4가 접종을 통해 재발률과 위험도가 낮아졌다는 보고[38]

도 있으니 스스로 판단해 신중하게 선택하기 바란다.

Q. **바이러스에 감염되면 성관계를 중단해야 하나.**
A. **최소한 일정 기간 동안만이라도 중단할 것을 권장한다.**

대한산부인과의사회 자궁경부암 연구회 상담의 안창훈은 "HPV에 재감염될 경우 자궁 조직에 대한 파괴력이 매우 크므로 성관계를 중단해서 바이러스에 대한 노출을 최대한 피하는 것이 좋다"고 밝혔다.[39] 성관계로 인해 HPV에 재감염, 반복 감염되면 자궁경부암 발병률이 커질 수 있다는 것이다.

바이러스가 자연 소멸이 되기까지 최대 2년 정도가 걸리므로 최소한 그 정도 기간 동안은 성관계를 멈추고 사이사이에 추적 검사를 통해 감염 여부를 확인하면 된다. 물론 이 부분에 대한 입장은 전문의마다 다르다. 즉, 이렇다 할 결론이 내려진 것이 없다. 이를테면 워싱턴대[40]에서는 같은 번호에 감염된 파트너끼리는 해당 번호에 면역이 생겨 교차로 감염되지는 않는다고 하지만 영국의 한 (전문의가 자문하고 있는) 자궁경부암 자선단체는 그것은 어디까지나 개개인의 면역 상태에 따라 다르며 이와 관련된 뚜렷한 논문이 없어서 확답할 수 없다고 답변했다.[41] 대한민국의 여성 의학과에서도 전문의들마다 관계를 해도 괜찮다, 혹은 잠시 쉬는 것이 좋겠다 등 의견이 갈리기 때문에 전적으로 스스로 판단해야겠지만 최소한 본인 건강을 담보로 모험은 하지 않았으면 한다. 만약 성관계를 지속하기로 결정했다면 최소한 콘돔과 백신, 정기 검사가 전제되어야 할 것이다.

Q. HPV에 걸린 적 있으면 항체가 생기진 않나?
A. 항체가 형성되더라도 재감염을 완전히 예방하지는 못한다.

다음은 대한의사협회지에 실린 HPV와 면역 반응에 관한 논문의 일부다. "자연적인 HPV 감염 이후 약 50-60퍼센트의 여성에게서만 항체 형성이 관찰되고, 자궁경부암 환자에서도 모두 항체가 발견되지는 않는다. 항체가 형성되더라도 재감염을 완전히 예방하지는 못하는 것으로 알려져 있다."[42]

Q. HPV 치료제가 따로 있나?
A. 아직까지 한국에서 상용화된 치료제는 전무하다.

내가 1년 만에 HPV 첫 소멸 사실을 알게 될 때까지 제대로 한 것도 사실 성관계 중단뿐이었다. 어쩌면 할 수 있는 게 그것뿐이어서 그랬는지도 모르겠다. 즉 현실적으로 HPV에 대한 지속적인 노출을 막을 수 있는 유일한 방법은 최소한 소멸 전까지 관계를 중단하는 것이다. 물론 HPV로 인해 이형성증, 곤지름 등의 병변이 발생한다면 적절한 치료나 수술을 받을 순 있다. 하지만 그러한 치료들도 근본적으로 바이러스를 없애줄 수는 없다. 그저 더 악화되지 않기 위해 조치를 취하는 것일 뿐.

일상 생활에서 HPV의 활동성을 낮추는 법

락토바실러스(질 유산균) 챙겨 먹기

미국 애리조나대 연구진에 따르면 포궁 경부에 이상이 증가함에 따라 질 건강을 향상시키는 유산균인 락토바실러스는 감소했으나 HPV와 연관된 스니티아라는 다른 유형의 박테리아는 증가했다. 또한 이 연구를 통해 질 속의 산성 농도가 적어질수록 포궁 경부 이상이 더 심하게 나타나는 것을 확인했다고 하니,[43] 질에 좋은 유산균 섭취는 HPV 보균자에게 기본이라고 할 수 있다. 보균과 무관하게 질염 예방을 위해서도 꼭 먹는 것이 좋다! 관련 연구들로부터 미국의 산부인과 전문의 토머스 루이즈(G. Thomas Ruiz)는 질 안에 건강한 미생물 군집이 형성되면 HPV 단순 감염을 포함한 이형성증 환자에게서도 HPV 소멸을 촉진시킨다고 말했다. 그리고 비보균자가 HPV에 노출되었을 때, 평소 정상적인 미생물 군집을 유지하고 있는 사람이라면 비교적 HPV가 잘 사라질 거라고 덧붙였다.[44]

강황 섭취

미국의 한 의대 교수는 인간의 구강암 세포의 샘플을 이용한 연구를 통해 강황 속 커큐민이 구강암 세포에서 HPV 생성을 억제한다고 밝혔다.[45] 경험상 강황을 생으로 먹으면 정말 맛이 없다. 그래서 나는 가끔 강황 가루 극소량을 우유에 타서 먹거나 카레를 먹곤 한다. 이외에도 엽산, 베타글루칸, 셀레늄 등은 자궁경부암 전암 단계 및 병변에 도움이 되는 것으로 여러 연구에서 밝혀졌다.

경구 피임약 복용 중단하기

미국 질병통제예방센터에 따르면 경구 피임약을 5년 이상 장기 복용할 경우 자궁경부암 발병률이 높아진다고 한다.

금주, 금연

HPV 보균자에게 흡연은 자궁경부암의 위험성을 높이는 매우 강력한 위험인자이다. 그런데 음주 또한 HPV의 지속 감염을 높인다는 연구 결과가 등장했다.[46] 두 집단 모두 HPV의 양이 많아도 술을 마시는 여성이 그렇지 않은 여성 보다 HPV 지속 감염 위험이 각각 1년 관찰에서 4배, 2년 관찰에서 6배 가량 높은 것으로 드러난 것이다.

현재 임상 중이거나
다른 나라에서라도 상용화된 치료제

HPV 제거 레이저 시술

20년간의 연구 끝에 2019년 세계 암의 날, 멕시코의 에바 갈레고스(Eva Ramón Gallegos) 박사 연구팀이 HPV 제거 레이저를 개발한 사실이 세상에 알려졌다. 첫 조사에서 48시간의 간격을 두고 치료를 시행한 결과, 암 병변 없이 HPV만 가지고 있거나 병변과 바이러스를 둘 다 가지고 있는 경우 모두에서 85퍼센트의 확률로 바이러스가 제거됐다. 주로 HPV 16, 18번을 보균하고 있는 전암 1기(CIN 1단계, 이형성증 1기) 환자 대상으로 효과를 본 레이저이며 연구원에 따르면 망가진 세포만 제거하고 건강한 세포들에게는 영향을 주지 않아서 부작용이 없다고 한다. 이 레이저가 한국에 상용화가 되기까지는 시간이 다소 걸리겠지만 세상에 존재한다는 것만으로도 많은 보균자에게 희망을 줄 것이다.

알로페론 주사 치료

항바이러스 신약 물질 알로페론은 한국에서 개발되었다. 2015년 한국면역학회 논문[47]을 통해 알로페론의 항바이러스 및 면역 조절 효과가 헤르페스와 HPV 환자에게서 임상적으로 입증된 바 있다. ㈜알로페론의 김수인 대표가 곤충의 면역 체계를 연구하다 초파리로부터 추출한 생리 활성 물질로 러시아, 우크라이나, 우즈베키스탄 등 총 8개국에서 신약 승인을 받아 시판 중이다. 현재 국내에서는 상용화되지 않고 있다.

경구 면역 치료제 BLS-H01

한국의 바이오리더스에서 개발된 약품이다. 임상 연구 책임자인 이재관 교수가 전암 1기 환자를 대상으로 한 연구에서 위약군 대비 고위험군 HPV의 높은 제거율(62.9%)과 치유율(56.5%)을 보였다. 특정 질병의 항원을 유산균 세포 표면에 발현시킨 뒤 경구 투여하는 면역 치료제라고 한다. 현재 임상 3상이 진행 중이다.

해조류 '대황'으로 HPV 억제 물질 개발

해양수산부의 지원을 받아 성균관대 연구팀(책임자 윤환수 교수)이 다시마목 해조류인 대황으로 HPV 활성 억제 물질을 개발한 것이 2017년 12월 13일에 밝혀졌다. 현재 효능 연구 및 유전체 분석 중인 것으로 추측된다.[48]

비피도박테리움 아돌레센티스(유산균 종류)

HPV로부터 나오는 E6, E7 발암 단백질은 자궁경부암을 유발한다. 그런데 바로 저 E6, E7 단백질의 발현을 효과적으로 저해시키는 유산균이 아돌레센티스라는 논문이 발표됐으며 우리 나라 특허청에도 등록된 상태다. 발견자가 한국인임에도 불구하고 현재 해당 균주가 일부라도 들어간 제품은 아직 해외에 한 곳(Nature's Plus, GI Natural, Probiotic Mega®) 밖에 없다.

HPV,
못 다한 이야기들

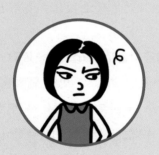

누가 여성 감염자를 꾸짖는가

HPV에 대해 보도할 때 많은 언론이 차별적이고 잘못된 헤드라인을 달곤 한다. "여자가 백신을 안 맞으니까 발병됐다, 정기 검진을 안 해서 걸린 거다, 일찍 섹스를 하니까 암 생긴 거다" 등등. 혹시라도 보균자들이 이런 기사를 보다가 괜히 상처받지 않았으면 한다. 절대 죄책감 가질 필요 없다. 나도 감염자지만, 절대 내 잘못이라고 생각하지 않는다. 누구도 알려주지 않아서 전혀 모르고 살다가, 그저 성 경험을 하게 되었는데 나중에 알고 보니 나더러 HPV 보균자라니. 이게 어떻게 보균자의 잘못일까. 같이 섹스한 상대도 보균자이고 바로 그 남성도 HPV 때문에 훗날 암이나 사마귀가 발병할 수 있는데 왜 여성에게만 '그러게, 우리가 잘하라고 했잖아!'라고 말하는지, 참 우습다. 이제까지 HPV에 대해 제대로 알려준 적도 없으면서.

HPV 감염은 이제 한 개인의 사생활이 아닌 사회적인 문제다. 대한산부인과학회는 대한민국의 자궁경부암 유병률이 미국의 3배, 일본의 2.5배로 10만 명당 31명 꼴이며 자궁경부암으로 인한 사망률 또한 미국, 일본, 스위스가 2퍼센트 내외인 것에 비해 우리 나라는 6퍼센트에 이른다고 밝혔다. 자궁경부암의 빈도 역시 세계 평균보다 아시아가 높은 편이다.[49] 즉 자궁경부암으로 세계적으로는 2분마다 1명씩, 한국은 하루 평균 3명씩 수많은 여성들이 사망하고 있다. 이런 상황인데도 국가와 사회가 HPV 예방 교육을 여전히 하고 있지 않는 것은 직무 유기이며 우리는 그저 '배운 적이 없어서' 속수무책으로 감염됐다고 해도 무방하다. 보균자들은 자책할 필요가 없다. 결코 우리 잘못이 아니다.

섹스가 왜 연애의 필수 조건인가

병원에 들러 두 눈으로 결과지를 보고 나서야 진짜 내가 보균자라는 것이 실감이 났다. 병원을 나서는 길에 어쩐지 서글퍼져서 조용한 곳을 찾아 애인한테 전화를 걸었다. 정황상 나한테 바이러스를 옮긴 놈은 전남친이라 지금 애인에게 따지기도 뭐했고 그냥 이 억울한 감정을 누구에게라도 풀어야 했다.

야, 나 HPV 걸렸고 이제 섹스 안 할 거야.
그러니까 우리 헤어져.

그러자 애인은 그럼 섹스 안 하고 사귀면 되는 거 아니냐고 반문했다. "그게 뭐가 문젠데? 그런 걸로 왜 헤어지는데?" 나는 너랑 평생 섹스 안 하고 사귀라 해도 사귈 수 있고 백신도 맞겠다는 것이 아닌가.

당시 나는 페미니즘에 대한 정보나 이해가 전혀 없었다. (지금 생각하니 말도 안 되는 발상이지만) 사귀면 섹스는 당연히 해야 하고 그간 남자의 성욕은 똥, 오줌만큼이나 참을 수 없는 것이라고 받아들여온 나에겐 이 말이 상당히 충격적이었다. 아, 그래? 그래도 되는 거였어? 그럼 섹스하지 말고 계속 만나자. 그렇게 우리는 '노섹'을 수년간 이어왔고 중간에 바이러스 상호 불검출을 맞이했다. 이후 다른 사람한테도 희망을 주고 싶어서 이 과정을 블로그에 올리자 한 남성이 이해할 수 없는 댓글을 달았다.

> 와, 남자친구분 대단하시네요.
> 섹스 안 하고 사귀는 건 쉬운 게 아닌데.

애인은 내 건강이 안 좋아질까 봐 그저 섹스만 안 했을 뿐이었다. 하지만 나는 그 당시에 정말 절박했다. 나는 옆집 고양이나 친구가 걱정돼서가 아니라 순전히 '내'가 암에 걸릴까 봐, 수술 받게 될까 봐, 악성 종양이 생길까 봐 매일매일을 노심초사하면서 살아왔다. 애인이 걱정해준다고 해봤자 그건 위로지, 병에 대한 공포는 온전히 내 몫일 수밖에 없다. 나라고 왜 성욕이 없겠는가? 오르가슴을 느껴본 사람으로서 나도 너무 섹스를 다시 하고 싶지만 참고 있는데, 왜 남자만 멋있단 소릴 듣는지 모르겠다. 막말로 그래도 계속 섹스를 했다면 재감염이 반복돼서 지금 내 포궁이 어떻게 되었을지는 모를 일이다. 섹스 중단을 선택한 것은 이성적으로 고려해봤을 때 누구나 결정할 수 있는 너무나도 당연한 수순일 뿐이다.

'전남친에게 옮았는데 현남친이 대신 희생(?)을 하다니' 같은 반응도 나는 너무 우습다. 섹스 안 하는 게 희생씩이

154

나 되는구나. 직접적으로 마음과 몸 모두 고생했던 여성 (그렇다, 바로 나다)이 제일 대단한 거지, 그걸 옆에서 성욕을 참으면서(?) 지켜본 남자가 대단하다고 여기는 분위기는 결국 '섹스는 연애의 필수 조건'이라고 보는 데서 기인한 것 같아 영 불편하다.

5

콘돔보다 중요한
'성 건강검진'

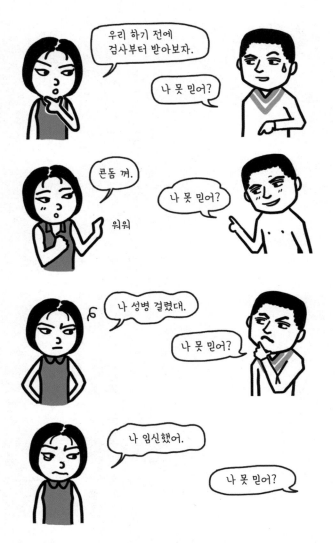

비슷한 말로 "너 나 의심하는 거야?" "넌 너무 감정적이야"가 있다.
지금 누가 감정적인거지? 검사 해보자는데 뭘 그렇게 열을 내?

 나는 친구들에게 성 전도사로 통하는데 이야기할 때마다 가장 강조하는 것이 있다. '검사'다. 특히 성관계 '전' 검사. 그도 그럴 것이 콘돔을 써도 걸릴 수 있는 성병이 꽤 있기 때문이다.

 콘돔을 사용해도 걸릴 수 있는 성병에는 HPV로 인한 곤지름, 성기 헤르페스, 매독, 사면발이가 있다. 우선 헤르페스와 HPV는 크기가 0.008~0.33나노미터에 불과해 콘돔을 사용해도 감염될 가능성이 있으며 삽입뿐만 아니라 오럴 섹스를 통해 입에도 감염될 수 있다. 다음으로 매독은 피부나 점막 간의 접촉, 오럴 섹스, 키스로 감염될 수 있고, 사면발이는 침구류나 수건, 의류를 통해서도 전파가 되므로 물건을 같이 쓰는 가족들에게까지 퍼질 수 있다.

 게다가 성병은 대부분 잠복기가 있어서, 당장 겉으로 봐서 눈에 띄는 것이 없다 하더라도 관계한 지 1-2개월 후에 성기에 무슨 증상이 보일지는 알 수 없다. 특히 HPV는 곤지름을 일으키는 종류를 제외하면 대부분 보균자여도 아무 증상이 없다. 그렇기에 검사를 해보지 않고는 본인은 물론 상대방의 보균 여부 또한 절대 알 수 없는 것이다.

물론 콘돔을 착용하면 위 성병들에 감염될 확률은 급격히 떨어지며 피임을 위해서 반드시 사용해야 한다. 정상 제품으로 사용법만 제대로 지킨다면, 상대가 성관계 중 합의 없이 피임 기구를 제거 혹은 훼손하는 '스텔싱 범죄'를 저지르지 않는 한 콘돔의 피임률은 거의 100퍼센트니까. 하지만 성병에서만큼은 콘돔만 꼈다고 안심할 수 없으니, 반드시 관계 전에 상호 검사를 해봐야 한다. 21세기에 성관계 전 커플 성기 검사는 이제 필수이자 권리인 셈이다. 참고로 건강보험공단의 국정 감사 자료를 보면 2017년 20-30대 성병 진료 환자만 8만 9천여 명에 이른다. 전 연령대를 모두 합하면 19만여 명이다.

이 장에서는 산부인과와 비뇨기과에서 받아볼 수 있는 검사들을 성별에 따라 분류하여 소개한다. 여성은 성병만이 아니라 전반적인 포궁 건강을 위해 해볼 수 있는 검사까지 함께 적었다. 검사비는 병원이나 지역마다 대동소이하기 때문에 따로 기재하진 않았으나 경험상 모두 하려면 상당한 비용이 들었다. 자기 상황을 잘 살피고 전문의와 상의해서 꼭 필요하다고 여겨지는 검사를 우선 골라 해보는 것을 추천한다.

일부 검사들(특히 HPV 검사)은 지금보다 저렴해질 필요가 있다고 생각한다. 두세 가지 검사만 하는데도 비용이 부담스러워서 검사를 망설일 수밖에 없다. 호주는 이미 HPV 검사까지 5년 단위로 지원해주고 있는데, 그래서인지 호주는 HPV 감염률이 매우 낮고 세계 최초로 자궁경부암을 퇴치하는 국가가 될 것으로 전망된다. 우리 나라도 2017년부터 대한산부인과의사회에서 국가 무료 검진에 HPV 검사를 도입해야 한다고 목소리를 높여왔지만 받아들여지지 않고 있는 실정이 안타까울 따름이다.

> "예방은 물리적 방어막만을 말하는 건 아니다. 파트너와 대화를 하는 것, 파트너와 나의 과거력을 아는 것, 어떤 성생활이 어떤 위험 요소가 있는지 아는 것을 모두 포함한다. 섹스하려는 순간 검사 이야기라니 무드를 깨지 않느냐고? 명심하자. 미리 준비를 하고 대비하는 것만이 당신을 훨씬 건강하고 장기적으로 섹시하게 해줄 것이다."[50]
>
> — 산부인과 전문의 윤정원

여성 대상 검사

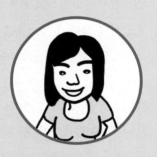

생리 직후에 자궁내막이 가장 잘 보여 검사가 쉽고 높은 정확도를 기대할 수 있으므로 다음 검사들 중에서 1, 3, 6, 7, 8번 검사는 생리 끝난 다음 날 바로 하는 것을 추천한다. 사실상 혈액으로 하는 검사와 후두내시경을 제외한 모든 검사가 해당된다.

1. HPV 검사를 제외한 STD 균 검사

STD(Sexual Transmitted Disease)는 성 접촉을 통해 걸리는 질병 즉 성병을 말한다. 요즘은 '성병'이라는 단어가 자칫 환자에게 죄책감과 수치심을 줄 수 있다는 여론에 힘입어 전 세계적으로 STI(Sexual Transmitted Infection), '성매개감염병'이라고 부르는 추세다.

검사를 통해 알 수 있는 것
성병균 및 비성병균(=정상 상재균) 감염 여부

비용
STD 균이 몇 종이냐에 따라 다르며 보통 12종에 대한 검사를 많이 한다. 질환이 있어서 검사할 경우 건강보험이 적용되어 비용이 저렴해질 수 있는데, 이는 다른 검사에도 해당된다. 예를 들면 경부암 검사를 먼저 해보고 그 결과가 좋지 않아 HPV 검사를 할 경우, 건강보험이 적용되는 식이다. 만약 HPV 검사를 먼저 받았더라도 국가에서 시행하고 있는 무료 자궁경부암 검사보다 정확도가 상대적으로 더 높은 유료 암 검사에서 보험 혜택을 받을 수 있는 경우도 있다. 보건복지부가 고시하고 있는 급여 기준(조항 나562나(1))에 따르면 HPV 검사에서 이상이 있어 추후 관찰이 필요한 상황, 또는 경부 출혈 및 폴립이 있거나 무료 검사에서 아스쿠스(ASCUS) 이상의 소견이 나와 추적 관찰이 필요한 경우에도 유료 검사에서 보험 혜택을 받을 수 있으니 결제 전에 전문의와 꼭 상담해보자.

결과지 읽는 법

결과지에 어떤 균이 나왔는지에 따라 다르다. 사실 질염은 누구나, 언제나 걸릴 수 있는 질환이라 이 검사에서 균이 몇 개 나왔다고 해도 아래에 소개한 질 속 상재균에 해당되는 균이라면 성병이 아니므로 간단한 치료만 받으면 된다. 단, 검사 및 치료는 섹스 파트너도 함께 해야 한다.

여성 혼자 나아봤자 섹스로 다시 감염될 수 있으니까. 또한 제때 치료하지 않으면 남성도 성병균으로 요도염, 고환염, 부고환염 등에 걸려 고통받을 수 있으며, 출산 계획이 있다면 태아에게 결막염, 폐 질환, 실명 등을 유발하는 균도 검사할 수 있으니 반드시 두 사람이 함께 치료하자.

주로 성관계를 통해 걸리는 균 (=성병균)
- 임질
- 매독
- 클라미디아
- 마이코플라즈마 제니탈리움, 마이코플라즈마 호미니스
- 유레아플라즈마 유레아라이티쿰
- 트리코모나스(질 편모충)

보건소에서 남성은 임질, 클라미디아, 매독, 에이즈를, 여성은 매독과 에이즈만 무료로 검사 가능하다. 이 중 에이즈는 본인이 원하면 익명 검사로 진행된다. 이름은 물론 전화번호도 묻지 않으며 오로지 접수 번호로만 에이즈 양성 여부를 확인하는 시스템이다. 참고로 임질, 클라미디아에 걸리면 골반염 및 자궁경부염으로 인한 노란색이나 연두색을 띠는 분비물이 동반된다. 마이코플라즈마 호미니스는 성관계 외의 경로로 감염될 수도 있다. 트리코모나스는 주로 여성의 몸에 수개월에서 수년까지 살면서 트리코모나스 질염을 유발하고 에이즈 감염률을 높이기도 하는데, 남성의 몸에서는 며칠 안에 사라지는 균이다. 즉 여성이 트리코모나스 질염 진단을 받았더라도 섹스 파트너인 남성은 이렇다 할 증상이 없거나 검사에서 음성이 뜰 수 있다.

성병균이 아니며 질 속 상재균

- 유레아플라즈마 파붐
- 가드넬라
- 칸디다

이 균들은 질 속 상재균이라 성 경험이 없어도 보유할 수 있으며 따라서 3살 유아도 있을 수 있다. 그런데 상재균은 성별에 상관없이 보유할 수 있는 탓에 성 접촉을 통해 상대방의 성기에서 상재균이 옮을 수도 있다. 비록 성병균은 아니지만 이 균들은 칸디다 및 세균성 질염의 원인이 되므로 질 건강에 좋은 유산균을 규칙적으로 섭취해줘야 하며 증상이 심하고 지속적이라면 병원 치료가 필요하다. 위와 같은 상재균들이 검사 결과지에 뜨는 이유는 1장에서 칸디다 포함 총 20가지로 소개했으니 참고 바란다.

애매한 것
 - 헤르페스 1형, 2형

헤르페스(HSV)는 입술(구강)이나 성기에 포진을 나게 하는 바이러스로, 헤르페스 1형의 경우엔 WHO 기준 전 세계 인구 중 약 37억 명 이상이 보균자라고 할 수 있을 정도로 매우 흔하다. 그런데 헤르페스에 처음 걸린 사람의 80퍼센트가 고열, 두통, 근육통을 함께 겪어 감기와 헷갈리는 경우가 많다. 두 유형 중 구강 헤르페스는 성 경험과 무관하게 감염되는 경우가 대부분이다. 뽀뽀, 화장품 가게의 테스터 립스틱으로도 옮을 수 있고 친구와 빨대를 같이 써도 옮을 수 있다. 청소년이나 성인에게 구강 헤르페스는 포진에서 끝나지만, 면역력이 가뜩이나 약한 아기에게는 사망에 이를 정도로 치명적이므로 헤르페스 보균자는 아기에게 절대 뽀뽀와 같은 구강 접촉을 해서는 안 된다. 흔히 포진이 입에 나면 1형, 성기에 나면 2형 헤르페스로 알려져 있지만 오럴 섹스가 대중화되면서 1, 2형의 교차 감염이 자유로워졌다. 실제로 헤르페스에 걸린 성기를 입으로 접촉했을 때 구강에 헤르페스가 발생할 수 있고, 반대로 구강 헤르페스 보균자의 입과 성기가 접촉했을 때에 성기에 감염되는 경우도 가능하다.

여하튼 일단 위에서 설명한 STD 균 검사는 성기를 검사하는 방법이므로, 이를 통해 1형이든 2형이든 헤르페스가 검출됐다면 성병이 맞다. 성기 헤르페스의 경로는 성기끼리 접촉, 삽입 섹스 아니면 오럴 섹스뿐이니까. 이해를 돕기 위해 구체적인 감염 경로의 예시를 아래에 간단히 소개해봤다.

감염 경로 케이스

① 구강 헤르페스 보균자가 파트너 성기에 입으로 접촉한 후 파트너 성기에 헤르페스 감염.

② 성기 헤르페스 보균자와 삽입 섹스하면서 본인 성기에도 헤르페스 감염.

③ 구강 헤르페스 보균자와 키스해서 입에 감염됐는데 그 입으로 상대 성기를 애무하다 상대 성기에도 헤르페스 감염.

④ 3번의 성기 헤르페스 감염자와 삽입 섹스하여 본인 성기에도 헤르페스 감염.

이렇듯 돌고 도는 거라서 헤르페스를 애매하다고 분류한 것이지, 섹스 후 성기에 헤르페스가 생겼으면 성병이 맞다. 둘 중 원래 (구강 및 성기) 헤르페스 보균자였던 사람을 통해 감염된 것이니까.

참고로 증상이 없어도 헤르페스 보균자일 수 있기 때문에, 유난이라 생각하지 말고 둘 다 뽀뽀/키스 전에 과거 감염까지 다 알려주는 혈액검사를 해보는 게 좋다. 헤르페스는 한번 걸리면 그때부터 면역력 싸움이라고 할 수 있다. 평소에는 포진이 안 올라오다가 컨디션이 좋지 않을 때 생기기 시작한다. 그래서 상대방이 보균자인지를 육안으로 판단하기 어렵다. 다행히 보균자가 포진이 올라오지 않았을 때 성 접촉을 하면 감염 확률이 낮다고 밝혀져 있으나 워싱턴대 의과대학 논문[51]에 의하면 증상이 없는 기간에도 간헐적으로 성기 주변에서 헤르페스 바이러스가 검출되었다고 한다. 따라서 무증상 헤르페스의 전염 가능성이 완전히 없다고 단정 짓기는 어렵다. 확실한 것은 헤르페스의 예방 백신이나 완치약이 지구상에 존재하지 않으며(최근 미국에서 헤르페스 2형 예방 백신의 동물 실험이 성공적이라는 보고는 있다. 해당 연구진들은 1형 예방 주사도 개발 중이라고 한다),[52] 한번 감염되면 평생 몸에서 사라지지 않는 바이러스지만 보유한 사람은 정말 많다는 것이다. 다행히 보통 항바이러스제를 먹거나 바르면 며칠 안에 포진은 가라앉는다.

2. 헤르페스 혈액검사

헤르페스 혈액검사로 STD 균 검사에서는 알 수 없었던 구강 헤르페스 보균 여부 및 1, 2형 모두의 과거 감염까지 다 알 수 있다. 즉 이 검사를 통해 헤르페스 1형 과거 감염과 현재 감염, 2형 과거 감염과 현재 감염 총 4가지를 알 수 있다. 그런데 헤르페스 혈액검사가 가능한 병원이 많지는 않으니, 반드시 사전에 확인해보고 가야 한다.

3. 질 초음파 검사 (2019년 12월부터 보험 적용)

성관계 경험이 없더라도 난소암, 다낭성 난소 증후군, 자궁내막암, 자궁내막증 등은 걸릴 수 있다. 따라서 복부 또는 항문 초음파로라도 정기 검진을 해보는 게 좋다. 특히 생리 주기가 매우 불규칙하거나 자궁내막증이 의심된다면 받아보자. 자궁내막증의 증상에는 월경 및 성관계와 무관하게 반복적인 골반통, 월경이 끝난 후에도 이어지는 생리통, 진통제도 듣지 않는 극심한 월경통, 성교통, 월경 직전 또는 월경 중의 배변통 등이 있으나 무증상인 경우도 많다. 그런데 최근 국립암센터의 연구 보고에 의하면 우리 나라에서 후진국형 암인 자궁경부암은 줄어드는 추세인 반면 자궁내막암과 난소암은 늘고 있다고 한다. 심지어 건강보험심사평가원 통계에서도 최근 2-30대 자궁내막증 환자가 전체의 37.7퍼센트(약 4만 2천 명)를 차지할 정도라고 하니, 더는 남 일이 아니다. 다행히 자궁내막증을 초기에 알면 치료가 비교적 용이하므로 평소 주기적으로 초음파 검사를 하는 것이 큰 도움이 된다. 또한 생리를 너무 오래 하거나 오래 안 하는 것, 하다 말다 주기가 뒤죽박죽인 경우에도 반드시 검사해보기 바란다.

4. CA125, ROMA 검사 (혈액검사)

질 초음파 결과가 정상임에도 자궁내막증 증상이 여전히 계속된다면 CA125 검사나 MRI 검사를 해볼 수 있다. 초음파로는 확인이 어려운 경우가 종종 있기 때문이다. 여기서는 비교적 생소할 수 있을 CA125 검사만 다루겠다. 혈액 속 CA125 수치 증가 정도에 따라 자궁내막증, 난소암 등을 예측할 수 있는데, 단점은 주기(월경기/배란기 등)에 따라 결과가 달라질 수 있고 수치와 질환 간에 인과성이 확실하지 않은 경우도 있으므로 정확도가 높은 편은 아니다. 최근에는 이를 보완하여 난소암을 예측하기 위한 검사로 HE4(인간 부고환 단백)를 같이 측정하여 계산을 한 ROMA 검사가 더 많이 쓰이고 있다. 그런데 최근 다행히 CA125 검사의 허위 양성률을 잡기 위해 영국 액체 생검 전문 기업인 앵글(Angle)에서 CA125 검사보다 정확도가 2배 높고, 조기 발견이 어려운 난소암을 95퍼센트까지 정확하게 진단할 수 있는 새로운 혈액검사 방법인 파소틱스 혈액검사법(Parsotix Blood Test)을 개발했다고 하니, 국내 도입이 빨리 되기를 바라본다.

5. 호르몬 검사

등이나 가슴에 이유를 알 수 없는 트러블이 자주 나거나 생리 불순, PMS가 심하다면 성호르몬의 불균형이 원인일 수 있다. 매사에 기운이 없고 쉽게 피곤해지거나 탈모, 쉰 목소리, 우울증 등의 증상을 겪고 있다면 갑상선 호르몬도 함께 검사해보길! 호르몬 검사에 대한 자세한 사항은 3장에 설명했다.

6. 자궁경부암 검사

자궁경부암 검사는 크게 재래식 세포 검사(국가 무료 경부암 검사)와 유료인 액상 세포 검사로 나뉜다. 그런데 국가 암정보센터에 의하면[53] 무료 자궁경부암 검사의 정확도가 약 50퍼센트에 불과하니(병변이 있어도 정상 판정될 위음성률도 50퍼센트에 가깝다는 소리), 여유가 있다면 정확도가 상대적으로 좀 더 높은 유료 경부암 검사를 해보길 바란다.

참고로 무료 자궁경부암 검사의 경우, 올해가 몇 년도인지에 따라 혜택 대상이 달라진다. 예를 들어 2018년에는 짝수년생(90년, 92년, 94년, 96년생 등등)이 무료, 2019년엔 홀수년생(91년, 93년, 95년, 97년생 등등)이 무료다. 만 20세 이상의 여성이라면 누구나 무료로 받을 수 있다. 단, 성 경험이 없는 사람은 자궁경부암에 걸릴 일이 없다고 보는 데다 검사를 위해 질에 삽입해야 하는 질경을 사용할 수 없어 병원에서 검사 자체가 불가능하다. 그런데 꼭 삽입 섹스가 아닌 성기끼리의 접촉으로도 HPV 감염은 가능하니, 삽입 섹스 경험이 없는데 반드시 검사를 해보고 싶다면 검사용 키트(가인패드)로 확인하는 방법도 있다.

7. HPV 검사 (= HPV DNA 검사)

비용 때문에 국가 자궁경부암 검사만 받고 HPV 검사는 건너뛰는 사람이 많다. 경부암 검사에서 정상 판정이 나왔는데 굳이 바이러스 검사를 왜 하냐고 반문할 수도 있겠다. 그런데 자궁경부암 검사에서 정상 판정을 받더라도, HPV 검사가 양성이라면, 향후 2년 내에 자궁경부의 세포 변형 가능성이 높아질 수 있다.[54] 또 무료 경부암 검사의 정확도가 높지 않아 수검자가 전암 단계이거나 전암성 병변이 있어도 놓칠 가능성도 있다. 병원에서 암 검사로 음성 결과를 받았는데도 몇 달 후에 암으로 진단받게 될 수 있다는 것이다.[55]

그러므로 반드시 HPV 검사를 병행하는 것이 좋다. 전 세계적으로도 자궁경부암 검사와 HPV 검사를 함께 받는 추세라 호주, 뉴질랜드, 영국, 네덜란드, 독일 등의 나라에서는 이미 국가 검진으로 시행 중이다. 이에 국내외 산부인과 전문의들도 함께 목소리를 높이고 있다. 전문가들은 국가 검진에서 경부암 검사와 HPV 검사를 동시에 받을 수 있도록 지원하고, 진단과 접종을 병행하면 차츰 자궁경부암이 '없어지는 암'이 될 수 있을 것이라고 주장한다.[56]

실제로 상담 중에 지금까지 경부암 검사만 해오다가 늘 음성이 나와서 HPV 검사는 따로 해보지 않은 내담자가 있었다. 그러다 분명히 작년엔 음성이었는데 올해 양성이 뜨고 난 뒤 HPV 검사를 해보자 16번 보균자임이 밝혀졌다. 어리면 어릴수록 그 진행 속도는 더 빨라지므로 검사의 중요성은 아무리 강조해도 지나치지 않다.

또한 경부암 검사와 HPV 검사는 성격이 매우 다른 검사다. 암 검사는 암 유무를, HPV 검사는 바이러스 보균 유무를 알려주기 때문이다. 즉 암 검사가 음성이라고 해서 꼭 HPV도 음성인 것은 아니다. 나도 경부암 검사는 음성이었으나 바이러스 검사를 해보니 고위험군만 2개가 나왔다. 만약 당시 바이러스 검사는 안 해보고 여태껏 계속 성관계를 했더라면 지금쯤 전암 단계 치료를 받고 있지나 않을까 싶어 눈앞이 캄캄해진다. 결정적으로 HPV 검사는 무료 암 검사(50%)보다 정확도가 훨씬 높다(79%).[57]

집에서 HPV 검사하는 법

병원에 갈 시간이 없거나 진료가 두렵다면 일부 편의점 (G사), 드럭스토어(L사)와 온라인에서 판매하고 있는 HPV 진단 키트를 이용할 수도 있다. 생리대처럼 생긴 패드를 일상생활 중에 4시간 이상 착용한 후 필터만 분리해서 동봉된 용기에 넣고 우편 발송하면 최소 2-3일 안에 의료기관에 들러 검사 결과를 받을 수 있다. 업체 측은 대학병원과 암센터 등에서 한 HPV 검사 결과와 97.9퍼센트 일치한다고 밝혔다. 사용법이 같은 STD 균 12종 검사용 패드도 따로 구매할 수 있다.

8. 자궁 경부 확대경 촬영 검사

자궁 경부는 질염이나 성관계 시 후배위, HPV 등으로 인해 헐어 있는 경우가 허다한데, 당장 증상이 없는 경우가 많아서 육안으로 확인해보면 좋다. 확대경으로 50배 확대된 내 자궁 경부를 모니터로 바라보고 있노라면, 기분이 참 묘해진다. 이 검사를 통해 HPV 몇 번에 걸렸는지는 알 수 없지만 경부암 발병 여부는 무료 자궁경부암 검사보다 더 확실히 알 수 있다. 확대경 촬영 검사의 정확도는 94.3

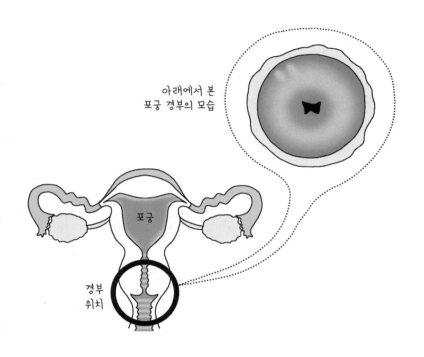

아래에서 본
포궁 경부의 모습

포궁

경부
위치

■ 포궁 경부는 가운데 작은 구멍이 나 있어 도넛과 비슷하다.

포궁 경부 모양

퍼센트로, 경부암 검사와 함께 받으면 정확도가 98.1퍼센트가 될 정도다.[58] HPV 검사, 경부암 검사, 확대경 촬영 검사를 전부 받으면 정확도가 100퍼센트에 가깝다. 나는 안심하고 살고 싶어서 날 잡고 하루에 세 가지를 다 해봤는데, 경부암 검사 방법과 HPV 검사 방법이 동일해서 세 검사를 다 하는 데 5분도 채 걸리지 않았다.

9. 후두 내시경 검사

이 검사는 이비인후과에서 한다. 요즘 두경부암과 후두 유두종 발병률이 높아지고 있는 추세이니, 삽입 섹스 경험이 없더라도 오럴 섹스나 키스를 한 적이 있다면 한번쯤 받아보는 것을 추천한다. 내시경을 통해 목 안에 사마귀나 종양이 났는지 확인해볼 수 있다. 대부분의 이비인후과에서 가능하지만 혹시 모르니 미리 전화로 확인하자. 내시경을 입이나 코에 1분 정도 넣었다 빼는 것이라 생각보다 별로 불편하지도 않고 금방 끝난다. 심지어 가격도 다른 검사들에 비해 매우 쌌다. 결과는 그 자리에서 바로 모니터를 통해 알 수 있다.

우리 나라를 포함해 전 세계적으로 두경부암 발병률이

점점 높아지고 있어서 2018년부터 매년 7월 27일에는 세계 두경부암의 날을 기념하여 전국 여러 병원에서 후두 내시경 무료 검진을 실시하고 있다. 다른 암과 마찬가지로 두경부암도 잠복기가 수년 이상으로 길기 때문에 지금 당장 멀쩡해도 앞으로는 모르는 일이다.

10. 구강 HPV 검사

키스나 오럴 섹스를 통해 입안에도 HPV가 감염될 수 있다는 것은 이젠 다들 아셨을 거다. 포궁 경부 점막과 편도 점막은 매우 유사하여 HPV가 자리 잡기 용이하다. 검사 방법은 매우 간단하다. 칫솔보다 작은 솔 하나를 받아서 양치하듯이 입안 구석구석을 닦아낸 후 제출하면 된다. 목소리가 늘 쉬어 있거나 목감기가 잦다면 더 의심해볼 만하므로 한번쯤 받아보는 것을 추천한다. 그런데 지금으로선 검사 가능한 병원이 많지 않으므로 사전에 알아보고 가도록 하자.

11. B형, C형 간염 검사

간염 바이러스는 성관계로도 전염될 수 있다. 단, 본인이 항체가 있다면 괜찮다. 그러므로 반드시 관계 전에 서로의 간염 바이러스 보균 및 항체 유무를 알아보자. 보건소에서 매우 저렴한 가격에 검사할 수 있으며 아직 개발되지 않은 C형 백신을 제외하면 예방접종도 가능하다. 물론 콘돔을 끼면 감염률이 현저히 떨어지지만 콘돔으로 하는 피임이 그렇듯 100퍼센트 예방은 없으므로 사전에 검사해봐야 안심이다. 또한 간염 바이러스는 혈액, 정액, 타액, 질 분비물 등에서도 검출되므로 확률은 상대적으로 낮지만 콘돔을 쓰지 않는 키스, 오럴 섹스 등도 한 경로가 될 수 있다.

본인의 감염 사실을 알고 있었음에도 불구하고 고의로 성병을 상대에게 옮겼다면 상해죄로 형사 고소를 할 수 있다. 이전에 곤지름 치료를 받은 의료 기록이 있다든지, 카카오톡 등의 메시지나 통화 기록 등에서 본인도 보균자임을 알고 있었다는 정황이 존재한다면 승산이 있다. 해외에서는 성병으로 법정까지 가는 일이 우리 나라보다 흔하다. 2008년 미국의 한 여성은 자신에게 HPV를 옮긴 남성을 고소해 승소했으며 팝 가수 어서는 헤르페스를 옮긴 혐의로 고소당한 바 있다. 성병을 옮겼는데도 나 몰라라 하거나 병원비를 주지 않아 고통받고 있는 사람들의 호소를 상담 게시판과 블로그에서 많이 받곤 했다. 물론 나 또한 그런 경우를 겪었다. 실제로 고소할 생각이 있다면 변호사를 선임해 자세히 상담해봐야 가능한지 여부를 확실히 알 수 있겠지만, 대략적으로 고소 진행이 아주 불가능한 것은 아니다.

남성 대상 검사

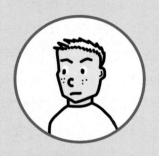

1. STD 균 검사

남성의 경우 STD 균 검사는 소변 검사로 진행된다. 그런데 여자가 균 검사에서 균이 나왔더라도 파트너인 남자 쪽은 검출되지 않는 경우가 허다하다. 남성의 전립선에서 분비되는 항균성 물질이 요도로 올라오는 균을 죽이는 데다가 정액과 오줌이 나오는 곳이 같다 보니 균 배출이 용이해서 함께 성관계를 하더라도 여성만 성기 구조 특성상 질염에 시달리고 균이 검출되는 일이 생각보다 매우 많다.

2. HPV 검사

성관계를 하기 전에 가장 먼저 해야 할 것은 단연 HPV 검사다. 하지만 현재 미국 식품의약국이 공식적으로 승인한 남성용 HPV 검사는 존재하지 않으며, 검사 결과의 정확도도 떨어지는 편이다. 그래도 여러분이 섹스를 하기로 결심했다면 파트너에게 정확도가 조금이라도 높은 검사를 받도록 한 뒤 둘 다 백신을 접종하는 수밖에 없다. 사실 남자 성기는 여성처럼 점막이 아니라 표피 위주다 보니 어느 병원에 가서 검사를 해도 정확도가 높다고 하긴 어렵다. 그렇기에 그나마 정확도를 높일 수 있는 조건에 부합하는 병원에 가야 한다. 다음 체크리스트에 모두 해당되는 곳이라면 가볼 만하다.

검사 정확도가 높은 병원의 조건

☑ 구석구석 다 쓸어주는가?

남성의 경우 성기 표피를 솔로 쓸어서 조직을 채취하는 브러시 검사가 가장 일반적이다. 그런데 문제는 솔로 성기를 구석구석 쓸었냐는 것이다. 여기서 구석구석이란 요도점막, 음경, 음낭, 음모 등을 말한다. 남자 성기 중 유일한 점막은 요도점막이며 음경 외 다른 부위에도 HPV가 존재할 수 있기 때문이다. 브러시 검사가 가능한 검사 기관이 늘고 있지만 음경만 쓸어서 채취하는 곳이 대부분이다. 남자 HPV 검사는 정확도가 높은 편이 아니니, 구석구석 쓸어 채취할 것을 미리 요청하고 확인받는 것이 좋겠다.

☑ 브러시와 소변 검사가 모두 가능한가?

남성은 HPV로 당장 걸릴 수 있는 병이 곤지름 정도이기 때문에 그나마 브러시 검사가 의미가 있다. 하지만 2018년 SCI 논문[59]에 따르면 HPV가 남성의 성기 피부, 소변, 정액, 요도 도말에서 검출되었고 그 중 첫 소변, 정액, 요도 도말액에서 검출이 가장 많이 됐다고 하니 소변 검사와 브러시 검사 둘 다 가능한 병원에서 한꺼번에 검체를 채취하는 것이 가장 효과적이다. 덧붙이자면, 내가 방문했던 비뇨기과 전문의가 말하길 혈액이나 정액으로도 HPV 검사를 할 수 있지만 그 정확도가 매우 낮아서 권하지 않는다고 한다. 물론 검사 받는 당사자가 원하면 정액 검사도 해줄 순 있다고 한다.

만약 이미 곤지름에 걸린 사람이라면 '조직 검사'로 할 수 있다. 곤지름 걸린 쪽 조직을 떼어내 하는 검사라 정확도가 가장 높을 수밖에 없고 브러시 검사와는 다르게 통증이 있다.

☑ DNA 타입인가?

HPV 검사 유형은 크게 DNA 타입과 스크리닝 타입으로 나뉜다. 스크리닝 타입은 바이러스 보균 여부만 알려주지만 DNA 타입은 걸린 바이러스의 번호까지 알려주므로 DNA 타입 검사로 신청하는 것이 좋다.

전국 어느 병원을 가도 위 세 가지 조건을 충족하고 있는 비뇨기과를 찾기 쉬웠으면 좋겠다. 어느 산부인과에서나 HPV 검사가 가능한 것처럼. 참! 노파심에 말하지만, 위 검사를 통해 '음성'이 나왔다고 하더라도 그 결과를 100퍼센트 신뢰할 순 없다. 왜? 서두에서 말했듯 애초에 정확도가 떨어지기 때문이다. 남자친구를 바이러스 검사를 받게 해서 음성이 나오는 걸 보고 안심하고 섹스를 했는데, 나중에 나는 HPV 양성이 뜨더라는 케이스가 과연 없을까? 부디 지금보다 정확도가 훨씬 높은 남성 대상 검사법이 만들어지기를 바라본다. 명확한 검사법이 만들어지기 전까지 '노섹'을 실천한다 해도 수긍이 갈 정도다. 혹시 모를 확률에 자기 몸을 맡기고 싶을 사람은 많지 않을 테니.

3. 여성과 검사 방법이 동일한 검사

헤르페스 혈액검사, 후두 내시경 검사, 구강 HPV 검사, B형/C형 간염 검사는 여성과 같은 방법으로 검사한다.

'안전한 섹스'를 위해 해야 할 검사가 이렇게 많다니 혼란스럽고 비용에도 부담을 느낄 수 있을 것 같다. 하지만 연애를 하다 보면 데이트, 여행, 기념일 등등 다양하게 소비를 하게 된다. 사실 장기적으로 봤을 때 검사는 꼭 필요한 소비라고 볼 수 있다. 게다가 '가성비'마저 좋은 소비다. 혹시라도 차후에 문제가 생기면 검사비의 몇 배가 넘는 병원비가 들 수도 있으니까. 시쳇말로 모텔 몇 번 갈 돈이면 상호 검사를 받을 수 있다. 만약 서로의 건강을 챙길 수 있는 최소한의 돈도 마련할 수 없는 상황이라면 섹스를 하지 않는 것이 현명하다.

성욕이 인간의 기본적인 욕구인 건 맞지만 섹스가 삶의 필수 조건은 아니다. 하지만 건강은 행복한 인생을 살기 위해 꼭 필요하다. 내 경험을 말하자면 정기적으로 상호 검사를 받는 것도 재미있는 데이트다. 새로운 검사라도 알게 되면 내가 제일 먼저 해보고 싶어서 신날 때도 있다. 성병 검사라고 하면 부정적인 이미지로 받아들여질 수도 있는데, '커플 건강검진' 정도로 생각하면 어떨까? 우리 커플은 주기적으로, 마치 의식처럼 검사를 해오고 있다. 앞으로 많은 커플이 데이트하듯 여성의학과, 비뇨기과 대기석에 앉아 있기를 바라본다. 물론 애인이 있고 없고 여부와 상관없이 성 경험이 있다면 평생 주기적으로 검사를 받아야 한다. 여느 건강검진이 다 그런 것처럼 말이다.

　물론 경제적인 문제 외에도 다양한 고민이 떠오를 수 있겠다.

　- 애인에게 어떻게 검사하자고 말하지?
　- 연인 사이에 검사까지 꼭 해야 하는 걸까?
　- 너 나 못 믿어?

　사랑의 기본은 신뢰다. 이 장을 다 읽었다면, 적어도 성병에 있어서 신뢰는 '상대의 말'이 아니라 '검사지'에서 시작한다는 것을 느꼈을 것이다. 검사해보지 않으면 본인도 모르는 보균 여부에 대해 어떻게 "난 그런 거 없어"라고 자부할 수 있을까. 서로를 사랑한다면 기초부터 제대로 닦아보자. 토대가 튼튼하지 않은 사랑은 결국 상처만 남긴다. 마음은 물론 몸에도.

산부인과 간호사에게 듣는
HPV 감염 현실

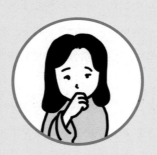

4장과 5장에서 HPV에 대한 많은 이야기를 전했다. 하지만 아무래도 실제 의료 현장에서 지금 어떤 일이 발생하고 있는지 알면 더욱 피부에 와 닿지 않을까 한다. 그래서 서울 모 병원 여성의학과에 재직 중인 간호사께 현장의 이야기를 들어보았다.

대한민국 여성의학과에서는 지금 무슨 일이?

Q1. 안녕하세요. 어려우셨을 텐데 인터뷰에 응해주셔서 진심으로 감사드립니다. 현재 대학병원에서 일하고 계시는 것으로 들었습니다. 저는 20대 HPV 보균자의 제보를 블로그에서 정말 많이 받고 있는데요. 병원에선 어떤가요?

A. 병원 상황도 제보 받으시는 것과 크게 다르지 않습니다. HPV 고위험군 환자 중 20-30대 여성이 대부분을 차지할 정도로 눈에 띄게 젊고 어린 여성 보균자가 많아지고 있습니다.

Q2. 알려지기를 20대에 감염되면 진행 속도가 빠른 편이라고 합니다. 그래서인지 첫 성관계 상대와 헤어진 후 이

형성증으로 발현되거나 몇 달 또는 1년 만에 상태가 악화 됐다는 분들의 하소연을 자주 들었습니다. 임상에서도 이러한 현상이 흔한 일인지 듣고 싶습니다.

A. 20대 HPV 보균자인 경우, 암으로 진행되는 경우보다 특별한 문제없이 회복되는 경우가 많긴 합니다. 그렇지만 바이러스가 말썽을 일으켜 경부 세포가 변형되기 시작했다면 좀 더 나이가 많은 환자들보다 진행 속도가 빨라지는 건 사실입니다.

보편적으로 HPV 감염 후 암으로 발전하기까지 10년 정도는 걸린다고 알려져 있지만, 1년 또는 몇 달 만에도 이형성증 3기나 암으로 가는 사례가 종종 있습니다.

물론 진행이 빨랐던 환자들의 대부분은 20-30대의 젊은 여성이었고요. 특히 흡연자인 경우가 많았어요. 저희 환자분 중에도 첫 성관계로 감염된 후 6개월 만에 이형성증 2기를 진단 받은 20대 초반의 여성분이 계십니다. 아무래도 젊었기 때문이겠죠.

Q3. 바이러스가 보통 2년 안에 사라진다는 것이 정설처럼 전해지고 있죠. 실제로 그런가요?

A. 그게 정말 바이러스가 사라지는 것인지는 모르겠지만, 대부분의 환자들이 2-3년 이내에 HPV 검사에서 음성이라는 결과가 나오긴 합니다.

문제는 지속 감염이 되어 있는 환자들도 많다는 거겠죠. 그런 분들은 한 가지의 바이러스로 5-6년, 길면 10년 이상을 고생하십니다. 바이러스가 이형성증을 만들었다가 상피내암까지 가기도 하고, 포궁을 적출해도 바이러스는 끝까지 남아서 결국 질까지 파먹는 사례도 있어요. 게다가 해당 바이러스가 사라졌다고 해도 마냥 안심하고 있을 수가 없는 게, 1-2년 뒤에 다시 검사해보면 같은 게 다시 나타나기도 하고, 새로운 번호가 뜨기도 한다는 거죠.

2년 이내에 사라진다는 말만 믿고 있기엔 불안한 게 사실입니다.

Q4. 대부분의 사람들이 성병을 남 일처럼 생각해서, 평범한 연애를 하고 있는 본인은 예외라 여기곤 합니다. 이는 결국 검사를 미루게 만드는 주원인이고요. 이런 분들을 위해 관련 사례와 함께 조언 부탁드립니다.

A. 성병은, 그리고 특히 HPV는 누구나 걸릴 수 있는 감기

처럼 흔한 질병입니다.

환자분의 말로는 '착하고 순진한' 첫 남자친구와의 첫 관계에서 HPV에 감염되었고, '혼전순결'을 지키던 환자분도 결혼하자마자 HPV에 감염되었습니다. 꼭 내가 문란하거나 상대가 문란해서도 아니라 그냥 그렇게 흔하게, 감염되는지도 모르게 감염되는 것이 HPV입니다.

평생 수도자처럼 홀로 독수공방 해오신 분이 아니라면 꼭 검진 받으세요.

Q5. 선생님과의 소중한 인터뷰가 독자분들께 큰 도움이 될 것입니다. 마지막으로 이 책을 읽고 있을 많은 여성분들께 한 말씀 부탁드립니다.

A. 안타깝게도 아직은 학교도 병원도 정말 중요한 것을 알려주지 않아요. 나 스스로 잘 알고 내 몸을 챙기는 수밖에 없습니다. 아프면 결국 고달픈 건 남자친구도 엄마도 아닌, 나 자신이에요. 나의 몸에 대해 공부하고, 정기검진으로 여성의학과와 친해지세요.

6

10대, 아직
섹스하기엔 이른가요?

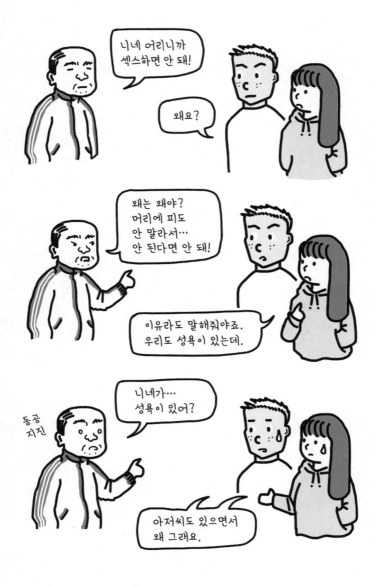

청소년은 섹스를 하면 안 되는 걸까? 나도 학창시절 막연히 이런 의문을 품었다. 어차피 곧 고등학교 졸업인데 무슨 상관인가 싶다가도 '누가 했대' 같은 소문을 들으면 학습된 수치심에 얼굴이 화끈거렸다. 동시에 묘하게 마음이 설레기도 했다. 섹스뿐 아니라 사랑하는 사람과 살을 부비는 게 어떤 건지 궁금했고, 그게 막연히 섹시하다고 느꼈으니까. 과거의 나처럼 또 누군가도 10대 성관계에 대해 두근거림과 궁금증을 함께 가지고 있을 거라고 생각한다. 이번에 할 이야기가 그 친구들에게 도움이 되었으면 좋겠다.

10대는
포궁 세포 모양이
다르다고?

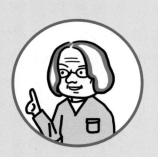

Q. 우리는 10대 커플이고 서로 너무 사랑하는 마음에 성관계를 하기로 합의했어요.

피임도 잘할 거고, 서로에게 믿을 만한 사람이라는 생각이 들어서 지금 관계를 가져도 후회하지 않을 것 같아요. 그런데 혹시 성관계를 하기엔 너무 이른 걸까요? 우리는 그렇게 생각 안 하는데, 어디서(?) 어린 애들은 하면 안 된다고 했던 거 같아서요.

A. 단순히 10대이기 때문에 성관계를 하면 안 된다는 말이 아니다.

먼저, 미성년자와 성인은 포궁 경부 세포의 모양부터 차이가 난다는 것을 알 필요가 있다.

쉽게 말해, 원래 포궁 경부의 일부분은 길쭉한 원기둥 같은 세포(원주 상피 세포)로 이루어져 있었다. 그러다 청소년기에 호르몬의 영향으로 포궁 경부의 형태가 부분적으로 변화하면서 원주 상피 세포 일부가 피부 상피 세포처럼 편평한 모양의 세포(편평 상피 세포)로 변하기 시작한다. 그런데 이렇게 세포가 변화하는 시기에 성 접촉이나 외부 자극이 있게 되면 상피 세포가 이형 세포(이상 세포)로 변할 가능성이 높아지면서 암 발병의 위험이 커질 수 있다.[60] 몇 년 뒤, 원주 상피 세포가 튼튼한 편평 상피 세포로 바뀌

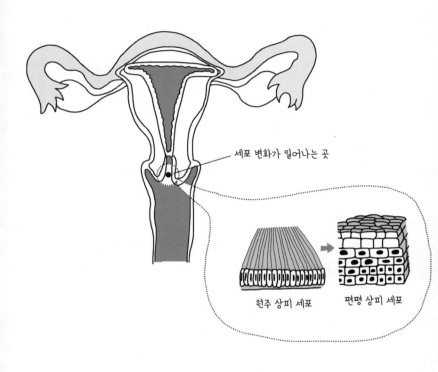

세포 변화가 일어나는 곳

원주 상피 세포 → 편평 상피 세포

포궁 경부 위치와 상피 세포의 변화

면 외부 감염에 훨씬 저항력이 강해지므로[61] 청소년기처럼 세포가 변화하고 있는 시기에 포궁 경부가 불필요한 자극을 받거나 HPV에 감염되지 않는 것이 중요하다.

그런데 성관계를 하다 보면 남성의 성기가 포궁 경부에 닿는 일이 생길 수밖에 없다. 성인이 된 후에도 포궁 경부가 지속적으로 자극을 받으면 염증 및 출혈로 꾸준한 병원 치료가 필요할 수 있고 이런 자극이 장기적이면 사실상 완치가 어려울 수도 있는데, 그보다 훨씬 약한 세포를 가진 10대가 성관계를 통해 포궁 경부에 상처가 난다면 회복이 더 어려울 수밖에 없다.

Q. 그럼 딱 스무 살이 되고 하면 괜찮은가요?

너무 기준이 애매해요. 열아홉 살이나 스무 살이나 큰 차이도 없는 거 같은데.

A. 사실 따지고 보면 나이 열아홉, 스물의 문제가 아니다.

사람마다 세포가 변하는 시기와 기간이 다르기 때문이다. 문제는 세포가 변하고 있는 시기에 HPV에 감염되면 암으로 급격하게 진행될 수 있다는 것이다. 일반적으로 HPV 감염 후 10-20년에 걸쳐 암으로 진행되지만, 청소년기에 감염되면 2-3년 만에 진행될 수 있다. 포궁은 15세부터 25세까지 2차 성장 과정에서 성호르몬에 의해 급격한 세포 변형을 겪는다. 이 과정에서 포궁 경부 세포에 침투한 HPV 역시 빠르게 세포를 변형시켜 암으로 급속도로 발전할 수 있다.[62]

초경 연령에 따라 개인차가 있겠지만 평균적으로 15-25세에도 포궁 경부 세포는 원기둥 모양 세포에서 성인의 편평 세포로 변해가고 있는 중이다. 따라서 성관계를 하기에 가장 안전한 시기를 말하자면 경부 세포가 충분히 자란 후다.

Q. 우리는 둘 다 성 경험이 없어요.

바이러스(HPV)나 균이 없고 그래서 성병의 위험성도 없어요. 그럼 해도 되는 거 아닌가요?

A. 우선 성병만의 문제가 아니라고 말했다.

처음에 언급했다시피 10대의 성관계 자체가 아직 덜 자란 포궁 경부에 자극을 줄 수 있고, 이로 인해 염증이 생기면 회복이 어려울 수 있다. 또한 HPV 비보균자끼리 처음으로 했더라도, 이후 성인이 되어 HPV 보균자와 성관계를 할 경우 이미 예전에 염증이 난 포궁 경부에 HPV가 감염되면 암으로의 진행 속도가 빨라질 수 있다.

그런데 4장에서 말했듯 HPV 보균자는 세상에 너무 많고 백신이나 콘돔, 남성 대상 HPV 검사로도 100퍼센트 안심할 수 없기 때문에 굳이 10대 때 성관계를 하여 훗날 감염될지도 모를 HPV에 줄 먹잇감을 준비할 필요는 없다. 보통 자궁경부암의 잠복기가 10년으로 알려져 있으니 10대 때 HPV에 감염됐다면 20대에 발병할 수 있다. 물론, 20대 경부암의 원인이 오로지 이른 성관계만은 아니며 고위험군에 지속적으로 노출된다면 어느 나이든 위험하다.

혹시나 '여성'은 10대에 성관계를 하지 말라는 의미로 받아들일까 봐 말하지만 자궁경부암의 근본적인 원인은 절대 여성의 이른 성관계가 아니다. 애초에 HPV 보균자가 파트너에게 감염만 안 시켰다면 걸릴 일도 없다.

같은 이유로 10대의 임신이나 출산, 중절도 성인보다 위험하다. 학교 성교육 시간에 임신 중절 비디오를 시청했던 사람이 적지 않겠지만, 10대에 중절 수술을 하면 어떤 문제가 생기는지는 잘 모를 것이다. 사실 중절을 통해 태아에게 일어날 일만이 아니라 청소년의 몸에 중절 과정 중 어떠한 위험이 발생할 수 있는지를 아는 것도 정말 중요하다. 10대의 질과 포궁 경부는 성인보다 신축성이 약하기 때문에 중절을 위해 경부를 강제로 열어야 하는 상황에서 겪어야 할 신체적인 리스크가 훨씬 크다. 그래서 10대는 출산 과정에서 자연분만이 어려운 경우가 많다.

즉 어린 나이니까 무조건 하지 말라는 것이 아니라 아직 포궁이 덜 자랐기 때문에 성관계를 시작하는 것에 신중할 필요가 있다는 것이다. 청소년이라도 몸에 해가 가지 않는 '안전하고 상호 존중하는 섹스'를 할 수 있다면 아무 문제 없다. 하지만 '사랑'하기 때문에 할 수 있는 것은 '섹스' 말고도 많다고 말하고 싶다. 10대들의 쾌락권보다 중요한 것은 10대 여성 청소년의 '포궁 건강권'이 아닐까.

성교육 시간에
'진짜' 필요한 것

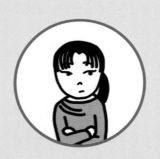

올바르게 자위하는 법 알려주기

　남사스럽게 웬 자위하는 법을 학교에서 알려주냐고? 그럼 도대체 어디서 배워야 할까? 10대 내담자들을 상담해 오면서 임신 가능성 다음으로 가장 많이 들었던 고민은 바로 '자위'다. 연령과 성별을 막론하고 우리 인간에게 있어서 성욕은 기본적인 욕구이고 그 해소 방식 중 하나인 자위는 내 몸을 온전히 사랑하는 방법 중 하나다. 자신의 욕구를 무조건 회피하고 죄악시하는 것은 건강한 사고방식이 아니다. 우리는 우리 몸을 있는 그대로 사랑해줄 수 있어야 한다.

　그런데 많은 청소년들이 자위하는 법을 제대로 배운 적이 없어서 곤혹을 치르고 있는 실정이다. 일단 인터넷 상담소에서도 자위로 즐거움을 느껴보고 싶은데 그 방법을 몰라서 묻는 질문이 압도적으로 많다. 사실 여성들은 성인이 되어서도 클리토리스 자위법을 터득하지 못해, 인터넷 검색을 하곤 하니까. 남자 청소년은 잘못된 자위 방법 때문에 조루가 되거나, 비닐봉지나 유리병 등 사물을 이용하다 다치고, 바닥에 엎드려서 하다가 성기가 골절되기도 한다. 올바른 자위법을 공개적으로 알려줌으로써 우선적으로 쾌락에 대한 죄책감을 가지지 않게 만들어주고 잘못된 방법으로 하다가 다치지 않도록 도와야 한다. 가끔 "수압 자위나 삽입 자위를 하고나서 성기가 붓고 아프다, 피가 난다" 같은 상담 글을 보면 정말 안타깝다. 저런 글이 "죄책감이 든다, 수치스럽다, 자위를 하지 말았어야 했다" 같은 문장으로 끝이 나면 걱정하고 있는 얼굴도 모를 그 어린 친구를 꽉 안아주고 싶어진다. 애들아, 너희가 자책할 필요 없어. 우리가 안 알려줘서 그래. 미안해.

또한 자위는 성관계를 하기 전에 내 몸의 숨겨진 감각들을 미리 느끼고 터득할 수 있는 첫걸음이자 바쁜 일상의 한 줄기 빛 같은 즐거움이 되기도 한다. 더는 덮어놓고 "그런 거 하지 마라"라고 할 때가 아니다. 프랑스는 2016년 9월부터 학교에서 클리토리스의 구조를 3D 영상으로 보여주면서 성교육을 하고 있다. "여성은 삽입 섹스만으로 오르가슴을 느끼기 쉽지 않고 클리토리스가 먼저 흥분되어야 하는데, 남자처럼 클리토리스도 흥분하면 발기를 한다" 같은 것을 학교에서 배우는 것이다. 이런 교육을 받은 아이들은 '섹스 한다고 늘 좋진 않겠구나, 클리토리스라는 게 내 몸에 있고 저걸 만지면 기분이 좋구나' 같은 개념들을 익히게 될 것이다. 섹스에 대한 막연한 환상은 포르노에서 얻고 학교 성교육 시간을 통해서는 죄책감을 배우는 우리나라와는 질적으로 다른 것이다.

또한 생식기 질환에 대해서도 자세히 가르쳐야 한다. 성교육이 곧 섹스 교육은 아니지 않나. '내 몸에 대한 탐구'는 자위에서 그치지 않고 일상생활에서 겪을 수 있는 질환으로 이어져야 한다. 예컨대 질염은 성 경험과 무관하게 반드시 겪게 되는데, 예방법이나 대처법을 제대로 알려주고 증상에 따라 여성의학과에 방문하여 치료를 받을 수 있다고 교육해야 한다. 아침부터 저녁까지 교실 의자에 앉아있는데 질염에 안 걸리고 배기나? 아프면 병원에 가는 게 당연한데도, 10대 청소년이든 20대든 여성이 여성의학과 가는 걸 이상한 눈으로 보는 해괴한 풍조가 있다. 여성의학과를 보통 '산부인과'로 부르는 것도 이 풍조를 조장하는 것 같다.

피임 교육만큼 중요한 성병 교육

'10대 때 콘돔 없이 관계를 맺으면 임신을 하게 되고, 그럼 아이를 죽이게 되는 거예요' 따위는 이제 너무 식상하다. 콘돔은 담배나 술과 달리 법적으로 누구나 살 수 있는 의료기기다. 이제 아이들도 콘돔을 껴야 된다는 걸 '알기는' 한다. 하지만 성병에 대한 개념이 전무한 채로 성인이 되다 보니 20대 초반에 그렇게들 많이 성병에 걸린다는 것이 문제다. 블로그를 통해 만난 내 또래 여성들은 '왜 HPV를 학교 다닐 땐 들어본 적도 없다가 걸리고 나서야 알았나' 하고 울분을 토한다. 얼마 전에는 청각 장애가 있다는 한 여성이 '지금까지 몰랐던 게 정말 억울하다'는 댓글을 달았는데, 보면서 정말 가슴이 찢어질 듯 아팠다. 우리 다음 세대에서만큼은 그런 피해자가 발생하지 않아야 한다.

그래서 성교육 시간에 성병의 진실을 적나라하게 가르쳐야 한다. 예를 들어 성병은 정말 흔하고 콘돔을 껴도 걸릴 수 있는 성병이 다양하다는 것, 현대인들은 갈수록 원투원 섹스를 하지 않기 때문에 성별이나 관계 상대자의 수에 상관없이 누구든 성병의 피해자가 될 수 있다는 것 등등을 말이다.

혹자는 너무 이르다고 생각할지도 모른다. 그런데 건강보험심사평가원이 국회에 제출한 2014~2018년 10세~19세의 청소년 자료를 분석해보니 10대 성병 증가율이 무려

33퍼센트였다. 2018년에만 10대 성병 환자가 1만 2천여 명이었으며 그 중 80퍼센트가 여성 청소년인 것으로 드러났다. 심평원에서 같은 시기를 대상으로 조사해 제출한 다른 자료에서는 자궁경부암 진료 환자 증가율의 1, 2위가 나란히 20대, 10대 순이었다. 사회와 기성세대의 책임이 과연 없다고 할 수 있을까. 성병 교육 없는 성교육은 반쪽짜리 교육일 뿐이다.

가해자 중심으로 성폭력 교육하기

어려서부터 우리는 "여자애가 왜 그렇게 죽을상이니? 좀 웃어야지", "너 그렇게 드세면 남자들이 싫어해", "사근사근한 맛이 없냐. 말 좀 예쁘게 해봐"와 같은 말을 듣고 자란다. 그래서인지 거절하는 데도 익숙지 않고 솔직하게 감정 표현을 하는 것도 낯설다. 지금 초등학교에 다니는 내 동생이 성폭력 교육 시간에 "싫으면 싫다고 말해야 해요", "모르는 사람을 따라가지 마세요", "안 돼요! 싫어요! 하고 외치세요" 등을 배웠다는 것이 납득이 가기도 한다. 하지만 언제까지 이럴 텐가? 미투 운동 이후로 사회가 점차 변해가고 있지만 여전히 학교 성교육이 피해자 중심으로 돌아가고 있는 것 같아 안타깝다. 그리고 요즘 인터넷 뉴스 기사의 댓글란을 보면 성폭력이 무엇인지도 잘 몰라서 헷갈려하는 사람들이 많아 보인다. 이게 다 성폭력의 '기준'을 제대로 배워본 적이 없어서 그렇다.

"NO MEANS (FUCKING) NO만 있는 게 아니에요. YES MEANS YES입니다. 상대로부터 명확한 표현이 없었다면 하지 말라는 뜻입니다. 멋대로 넘겨짚고 행동하면 그것은 '강간'입니다."

2016년 여성가족부에서 발표한 〈전국 성폭력 실태조사〉에 따르면 강간 가해자의 77.7퍼센트가 '아는 사람', 발생 장소 1위는 '집'이었다. 가령 골목길에서 괴한에게 당하는 성폭력보다는 가해자가 전남친, 남친, 썸 타던 남자, 클럽이나 파티에서 잠깐이라도 알게 된 남자, 친구, 가족 등인 성폭력이 더 많은 것이다.

성폭력을 근절하려면 여성이 몸 단속을 잘해야 하는 것이 아니라 가해자가 생기지 않도록 '성적 동의'에 대한 개념을 어렸을 때부터 제대로 교육시켜야 한다. 영화나 드라마에서 폭력적인 섹스나 도둑 키스를 로맨틱한 것처럼 연출한 것을 보게 되면 시청자(여성과 남성 모두)는 수동적인 의사 표현이 여성적인 것이라고, 그리고 여자의 'no'는 사실 'yes'라고 은연 중에 학습하게 될 수밖에 없다.

성관계 시 상대의 의사를 물어보는 것은 당연하다는 점, 또 성관계를 원치 않는 경우에도 자신의 의사를 당당하게 표현하는 것이 결코 매력적이지 않은 것이 아니라 상대는 물론 자기 자신을 존중하는 행위임을 청소년 시기에 배울 수 있었으면 한다. 존엄한 인격체인 우리 모두는 각자 성적 행동에 대한 한계선을 스스로 결정할 수 있는 권리를 가진다. 그러므로 더 많이 원하는 쪽이 덜 원하는 쪽에 맞춰야 함은 당연하다. 상대에게 그 한계선을 더 넓혀보라며 설득하고 강요하는 것 또한 성적 위협이 될 수 있음을 알아야 한다.

성희롱 방지 교육 또한 이루어져야 한다. 다른 사람의 외모를 평가하는 행위에 익숙해지면 상대도 자기처럼 똑같이 감정을 느끼고 생각할 수 있는 인격체임을 잊게 된다. 그러면 상대의 얼굴과 몸을 고깃덩어리마냥 일일이 등급을 나누고 평가하게 되는데, 이런 품평은 정도에 상관없이 상대를 모독하는 성희롱에 해당된다. "가슴이 너무 작네", "다리가 두껍다", "어깨가 왜 이렇게 넓어?" "얼굴 진짜 못생겼다", "쟨 허리만 가늘면 내 스타일인데" 등등. 앞에서 할 수 없는 말은 뒤에서도 하지 말아야 하는데 앞, 뒤에서 다 하는 데다 그것이 잘못인지도 모르는 사람들이 너무 많아 안타깝다. 특히 유튜브나 인스타그램과 같은 SNS에 생각 없이 비난이나 성희롱 댓글을 남기는 것도 명백히 명예훼손으로 형사 고소될 수 있는 범죄이며, 아울러 그런 짓은 자신의 인격 수준이 바닥이라고 증명하는 것이나 다름없는 행동이라는 것을 어릴 때부터 제대로 교육시켜야 한다.

최근 다양한 성범죄가 기승을 부리는 상황에서 성교육 시 반드시 알려줘야 할 표어들을 모아보았다. 여러분이 생각하는 또 다른 의제가 있다면 아래에 더 적어보시라.

- 불법촬영은 범죄입니다. 절대 찍지 마세요.

  개인 간 영상 전달 및 시청 자체만으로도 공범입니다.

- 성매매는 위법입니다.

-

-

'첫 경험 교육'은 왜 없을까?

막 대학에 입학한 새내기들을 위한 '개강 메이크업 강좌' 따위보다는 '첫 경험 교육'을 제대로 해줬으면 좋겠다. 첫 성관계를 앞두고 인터넷에 검색해보다 두려움을 가득 안고 밤을 지새우는 게 말이 되나. 하물며 믹서기 하나를 사도 사용 설명서를 넣어주는데, 몸으로 하는 낯선 경험을 앞두고 방법도 안 알려주면 우리는 어디서 배워야 하나. 어차피 야동 보고 다 배운 거 아니냐고? 천만에. 포르노는 결코 실제 성관계가 아니다.

이왕 알려주는 거 정말 구체적으로 설명해줘야 한다. 어떤 체위는 여자 몸에 안 좋을 수 있다, 관계 전에 일단 검사부터 해보자, 첫 경험 때 출혈이 있을 수도 있고 없을 수도 있다 등등. 이렇게 미리 배우고 하면 서로에게도 좋다. 남자는 능숙해 보여야 한다는 부담감을 덜 수 있고 여자는 여자대로 일련의 매뉴얼이 있으니까 덜 두려울 것이다.

또, 성인이 되었다고 해서 반드시 섹스를 해볼 필요는 없다는 것도 꼭 말해주고 싶다.

우리 나라 성교육이 바뀌지 않으면 성병 감염은 날이 갈수록 더 늘어나고 청소년 성 문제는 심화될 것이며, 그 피해자는 주로 여성일 것이다. 또한 근본적으로 삽입이 곧 섹스는 아니며, 진정한 성이 무엇인지를 말하는 성 가치관 교육을 함께 하지 않으면 최근 연예인들의 집단 강간 및 단톡방 내 불법 촬영물 유포 사건과 같은 범죄는 앞으로도 계속 일어날 것이다.

한편 이런 시국인데도 초·중·고등학교 학년별 의무 성교육 이수 시간이 연간 15시간에 불과하고 그마저도 전교생에게 방송실에서 동시 송출하는 식의 강의를 제공하는 학교 현장이 많은 상황이라 매우 안타까울 따름이다.

7

알아도 계속 묻고 싶은
임신 가능성

2019년 4월 11일,
대한민국 헌법재판소

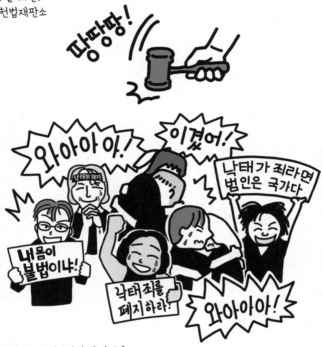

66년 동안 범죄로 규정되었던 낙태죄가
'헌법 불합치' 판정을 받았다.

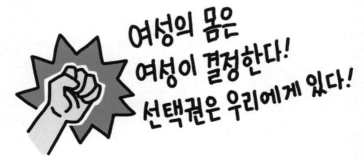

네이버 지식iN과 커뮤니티를 통틀어 압도적으로 많이 올라오는 질문은 바로 '임신 가능성'이다. 생리 예정일이 한참 지났는데도 시작하지 않을 때 느껴지는 극도의 불안감을 다들 한번쯤 경험해본 적 있을 거다.

- 그날 우리가 콘돔 물풍선 확인을 제대로 했던가?
- 내가 피임약을 제 시간에 먹었던 걸까?
- 질외 사정이 과연 잘 됐을까?

그러다 임신에 대한 공포감을 안고 인터넷에 조심스럽게 글을 쓸 때도 있다. 누군가는 파트너를 예민하다 생각하고 안일하게 글을 업로드하기도 하고.

- 그래도 확률 낮겠죠?
- 생리 중에 했는데 임신 가능성 있나요?

- 쿠퍼액으로 임신 되나요?

이번에는 '알아도 묻고 싶은 임신 가능성'에 대해 아주 기초적인 상식부터 가장 많이 나오는 질문까지 전부 모아 보았다.

이것만은 알아야 해,
피임 상식

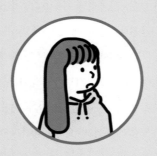

Q. 콘돔을 안 썼지만 사정은 안 했다.

혹은 사정을 밖에 했다(=질외 사정). 이렇게 했는데도 쿠퍼액으로 임신이 가능한가?

A. 질외 사정을 해도, 쿠퍼액으로도 임신할 수 있다.

쿠퍼액이란 남성이 흥분했을 때 나오는 투명한 액체로 사정 시 나오는 정액(약간 노란빛을 띤 흰색의 분비물)과는 다르다. 보통 애무나 성관계 도중 흐른다. 그런데 쿠퍼액 속에도 미량의 정자가 들어있다. 따라서 단순히 사정을 안 했다고 임신 가능성이 제로일 순 없다. 확률적으로는 낮지만 쿠퍼액으로 임신이 된 사례도 존재한다.

질외 사정도 마찬가지다. 남자 본인은 사정을 잘 참고 있다가 밖에 했다 생각하겠지만, 인간이 하는 일이다 보니 자기도 모르게 첫 한두 방울을 질 안에 흘렸을 수 있다. 사정 시 정액은 한 번에 확! 나오는 것이 아니라 처음에 조금, 확, 그리고 막판에 다시 찔끔 나온다. 그런데 부지불식간에 첫 몇 방울이 남자 본인도 인지하지 못한 사이 흘러 들어갈 수 있어서, 굳이 비교를 하자면 쿠퍼액보다 저 정액 몇 방울이 훨씬 임신 가능성을 높인다. 정액 한 방울에도 수많은 정자가 들어 있으니까. 또는 관계 도중 자기도

모르게 사정액을 찔끔 흘렸을 수도 있어서 사실상 질외 사
정을 완벽하게 하는 것 자체가 불가능하다.

즉 실패할 수밖에 없는 질외 사정과 미량의 정자가 들어
있을 수도 있는 쿠퍼액 때문에 둘 중 어느 쪽이든 콘돔을
사용하지 않았다면 임신 가능성이 있다. 핵심은 사정 유무
가 아니라 올바른 방법으로 피임을 했냐는 것이다!

**Q. 질외 사정으로도 임신이 되지 않았는데, 앞으로 굳이 콘돔을 껴
야 할까?**

**A. 보건복지부 통계로, 질외 사정의 피임 실패율은 23.6퍼센트나
된다.**

대신 정상 제품의 콘돔을 올바른 방법으로 사용했다면
피임 실패율은 0퍼센트에 가깝다. 만약 지금껏 질외 사정
으로 피임(?)을 해왔는데, 아직 임신이 되지 않았다면 앞
으로 임신이 될 확률은 무궁무진하다. 또는 남자가 무정자
증일 수 있으니 비뇨기과에 가보는 것을 추천한다.

Q. 삽입은 안했고 성기끼리만 닿았는데 임신 될까?

근데 파트너 성기에 내 쿠퍼액/정액이 묻긴 했다.

A. 정액이 질 안으로 들어갔을 경우에 임신 가능하다.

정액 속 정자는 공기 중에 노출된 직후 바로 죽기 때문에 성기끼리 닿으면서 쿠퍼액/정액이 질 안으로 새어 들어가지 않는 이상 임신 확률은 거의 없다. 들어갔다면 가능한 이야기란 소리다.

Q. 옷 입고 부볐는데 임신 가능성 있을까.
A. 이런 질문도 종종 볼 수 있는데, 없다.

안전한 피임을 위한
정확한 콘돔 사용법

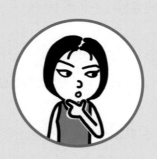

콘돔 사용법을 정확히 모르거나 불량 콘돔을 사용하면 콘돔이 터지는 경우가 대다수다. 지금부터 콘돔 사용법을 소개한다. 본인은 이미 아주 잘 안다고 생각하겠지만, 아래 순서 중 지키지 못한 부분이 보일 수 있으니 한번 체크해보자.

1. 우선 콘돔을 반드시 습하지 않은 곳에 보관하자.

우리 나라 정서상 보통 콘돔을 숨겨두다 보니 서랍장, 지갑, 호주머니 등에 묵혀놓는 경우가 많은데 이런 곳에 보관하면 콘돔의 유통기한을 짧게 만들어, 관계 도중 터질 수 있다!

2. 혹시 모르니 콘돔의 유통기한을 확인할 것.

3. 콘돔 비닐을 뜯고 성기에 씌우기 전에 올바른 방향인지 살펴보자. 거꾸로 끼면 콘돔이 터진다! 특히 사정 지연을 위해 마취제가 들어 있는 콘돔을 뒤집어 끼면 사정이 지연되는 게 아니라 질 안에 마취제가 들어가 여성 쪽이 매우 아플 것이다. 다음 그림에서 오른쪽 모양이 정방향이다. 노파심에 말하지만 콘돔을 중간부터 끼거나, 처음부터 착용

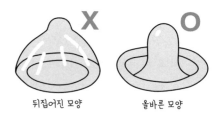

뒤집어진 모양 　　　올바른 모양

올바른 콘돔 방향

은 했지만 도중에 벗겼다가 다시 끼거나 하면 피임을 절대 기대할 수 없다. 삽입하기 전부터 콘돔을 씌운 후 관계가 끝날 때까지 계속 착용하고 있어야 한다.

4. 이제 공기 주머니(정액받이)를 살짝 잡아 비틀어 콘돔의 공기를 빼주면서 귀두부터 성기 뿌리까지 콘돔을 씌운다. 이때, 손톱에 콘돔이 찢길 수 있으니 평소에 짧게 깎는 것이 좋다.

5. 관계가 종료되면 콘돔의 링 부분을 잡고 파트너의 몸에서 성기를 뺀다.

철저한 안전(?)을 위해 사정 직전에 성기를 빼서 질외 사정하는 사람도 있는데, 피임률을 오히려 더 낮추는 행위

227

다. 사정 직전에 급하게 콘돔을 빼면 오히려 질 안에 쿠퍼액이나 사정액 또는 아예 콘돔이 들어갈 가능성도 있기 때문이다. 콘돔은 질내 사정용 의료 기구로, 용법에 맞게 사용할 때 가장 높은 피임률을 기대할 수 있다.

6. 정액이 흐르지 않게 콘돔을 조심스럽게 벗겨낸다.

7. 콘돔에 물을 적당량 부은 후 밑으로 잡아당겨서 물풍선 모양을 만든다. 그 상태에서 새어 나오는 게 없으면 안심하고, 사용한 콘돔을 (변기통이 아닌) 쓰레기통에 버린다. 반드시 두 사람이 함께 물풍선 상태를 확인하도록 하자.

콘돔 구매 TIP

- 콘돔의 소재는 크게 라텍스(고무), 폴리이소프렌, 폴리우레탄으로 총 세 가지다. 순서대로 라텍스가 제일 두껍고 폴리우레탄이 가장 얇다.

- 라텍스 알러지가 있다면 폴리이소프렌/폴리우레탄 소재의 콘돔을 사용하는 것이 좋다.

- 폴리우레탄과 폴리이소프렌 콘돔은 라텍스 콘돔에 비해 피부 열전도율이 높아 성감이 좋고 고무 냄새가 나지 않는다는 장점이 있다. 대신 라텍스 콘돔에 비해 신축성은 떨어지며 내구성은 더 높은 편이다.

콘돔 사용 TIP

- 지용성 윤활제(러브젤)가 라텍스 소재의 콘돔에 닿으면 관계 도중 콘돔이 터질 수 있으니 꼭 필요하다면 수용성 윤활제를 사용하자.

- 섹스토이 사용을 위해 윤활제를 쓸 거라면 토이가 손상될 수 있으니 실리콘이 들어 있는 윤활제는 삼가자.

- 질염 치료를 위해 질정제를 사용한 후 콘돔을 쓰면 파손 위험이 있다. 그래서 질정 사용 설명서에 "이 약은 콘돔, 질내 피임용 격막과 같은 라텍스 또는 고무제품을 약화시킬 수 있으므로 주의한다"라고 기재되어 있다.

응급 피임약
이용법

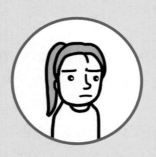

응급 피임약이란 콘돔, 사전 피임약(경구 피임약) 등으로 피임을 하지 못했거나 혹은 했더라도 그 과정에서 실수가 생겨 부득이하게 성교 후에 임신을 막기 위해 먹는 약이다. 보통 사후 피임약이라고도 한다.

Q. 응급 피임약을 빨리 먹어야 하는 상황인데 어디서 구하나?

좀 시간 지나고 먹어도 효과가 있을까?

A. 우선 응급 피임약(사후 피임약)은 안 먹는 것이 나은 약이라는 것을 알아두자.

응급 피임약은 일반 경구 피임약보다 큰 부작용을 유발할 수 있는 고농축 호르몬제로 이왕이면 평생 한 알도 먹지 않는 것이 가장 좋다. 겪을 수 있는 부작용에는 구토, 무월경, 생리 불순, 쇼크, 질 출혈, 자궁통 등이 있으며 드물게 증상이 심한 경우에는 장기 치료 및 입원까지 하는 사람도 있다.

하지만 우선 임신이 되지 않는 것이 최선이기 때문에 본인의 의사에 따라 복용을 하기로 결정했다면 관계 후 최대한 빨리 먹는 것이 피임률을 높일 수 있다. 일반적으로 '노레보원'을 24시간 내 복용하면 95퍼센트, 48시간 내는 85

퍼센트, 72시간 내는 58퍼센트의 피임률을 보이며 '엘라
원'은 관계 후 5일까지(120시간 내) 90퍼센트의 피임 효과
가 있다.

그런데 응급 피임약은 약국에 가서 돈만 내면 구매할 수
있는 약이 아니다. 우리 나라에서는 반드시 의사의 처방을
받아야 하므로 먹어야 하는 그날이 주말이거나 병원 진료
가 끝난 시간이라면 응급실에 가야 한다. 단, 가톨릭 계열
병원은 종교적인 이유로 응급 피임약 처방 자체가 불가능
하므로 가능한 병원인지 사전에 알아보고 가자.

Q. 임신 가능성이 특별히 높은 기간이 있다던데?
A. 그 기간은 바로 '가임기'다.

나를 포함해 가임기를 계산하기 귀찮은 사람이 많을 것
이라는 판단 하에, 정말 쉽게 알려주겠다. 일단 다음 페이
지의 ( )에 본인의 생리 예정일을 넣어보자. 어려우면 그
밑에 원리는 아예 안 읽어도 되고 달력 그림을 보면서 차
근차근 숫자만 넣어보면 아주 간단하게 여러분의 가임기
가 나온다. 요즘은 스마트폰의 생리달력 앱으로 가임기
를 손쉽게 확인할 수도 있지만, 원리를 알아두면 좋을 것
이다.

① (　　)에서 17일 전 날짜=♡

- 원리: 다음 생리 예정일에서 2주(14일)를 먼저 빼준 다음에 환경호르몬 등에 따른 주기 오차일(2일)과 배란된 난자가 생식 능력을 가지는 기간(1일)을 다시 뺀 것이다.

② (　　)에서 9일 전 날짜=☆

- 원리: 다음 생리 예정일에서 2주(14일)를 먼저 빼준 다음에 주기 오차일(2일)과 정자 생존일(3일)을 다시 더한 것이다.

③ 예상 가임 기간은 ♡~☆까지 약 8일간이다.

3 March

S	M	T	W	T	F	S
1	2	3	4	5	6	7
8	9	10	11	12	13	14
15	16	17	18	19	20	21
22	23	24	25	26	27	28
29	30	31				

4 April

S	M	T	W	T	F	S
			1	2	3	4
5	6	7	8	9	10	11
12	13	14	15	16	17	18
19	20	21	22	23	24	25
26	27	28	29	30		

임신 확률이 높은 가임기가 존재하긴 하지만, 사실상 여성은 365일이 가임기다. 어느 시기에 해도 피임을 하지 않았다면 임신 가능성이 0일 수 없단 얘기다. 또한 생리 예정일이 불규칙한 사람은 가임기를 계산해놓아도 큰 의미가 없다. 심지어 평소 규칙적이더라도 컨디션에 따라 어떤 달은 늦어지거나 빨라질 수도 있으니까. 그러니 피임에 있어 가임기를 너무 맹신하진 말고, 반대로 임신을 계획하는 사람은 잘 알아두면 도움이 될 것이다.

피임을 정말 완벽히 했다면 임신일 리 만무하다. 매번 생리 주기가 딱딱 맞았던 사람이라 할지라도 호르몬과 컨디션의 영향으로 어느 달은 주기가 잘 안 맞을 수 있으니까 너무 염려하지 않아도 된다.

또한 임신 외에도 생리를 아직 안 하는 이유는 매우 다양하다. 가령 피임약을 처음 복용한 지 얼마 안 됐거나, 오랜만에 성관계를 시작했거나, 청소년이 성관계를 했거나 (호르몬 변화가 가장 활발할 때라 영향을 미약하게나마 줄 수 있다), 이번 달에 제노 에스트로겐 섭취를 너무 많이 했거나, 심리적으로 너무 불안해서 생리가 더 늦춰진다거나, 얼마 전 첫 경험을 했다든지 등등. 이유를 말해보자면 한도 끝도 없다. 그만큼 포궁은 섬세하고 예민한 친구다.

본인이 암만 생각해도 완벽히(물풍선까지 해봤거나 혹은 피임약을 정말 제 시간에 딱딱 먹었거나) 피임을 했다면 그냥 잊어버리고 살아도 된다. 그러다 마지막 관계일로부터 2주 후 임신 테스트기를 써서 확인해보거나 1주일 뒤부터도 확인 가능한 '원포 패스터'를 통해 확인해보자. 또는 약 10일

뒤부터 병원에서 혈액검사를 통해 20분 내외로 임신 여부를 확인할 수도 있다.

피임을 제대로 했고, 임신 테스트기도 선이 한 줄(선이 1개면 비임신, 2개면 임신이다)이 나오는데 계속 생리가 안 나온다면 산부인과에 내원하여 초음파 검사를 한번 받아보자. 현대 여성들이 흔하게 겪는 다낭성 난소 증후군(생리 불순이 주 증상)일 수 있다. 2019년 국민건강보험공단이 제출한 〈지난 5년간 월경 장애 및 다낭성 난소 증후군 진료 현황〉 자료에 따르면 이 질환들의 증가율은 20대 초반이 1위(70.3%)로 압도적이었다. 환자 수는 2016년 기준 월경 장애와 다낭성 난소 증후군이 각각 74만 명, 3만여 명으로 전 연령대에서 계속 증가하고 있는 것으로 나타났다. 생리가 늦어지는 것이 한두 번은 그러려니 할 수 있지만 반복되면 반드시 검사를 통해 난소가 어떤 상태인지 확인해보는 것이 좋겠다. 특히 다낭성 난소 증후군으로 인한 장기적인 무월경은 자궁내막을 두껍게 하여 자궁내막증식증, 자궁내막암 등으로 진행될 수도 있다. 통계만 봐도 월경 장애 환자의 수가 점점 늘고 있는 추세이니, 남 일이라 생각지 말고 포궁 건강을 하루 빨리 챙기자!

만약 여러분이 이렇다 할 피임법 없이 섹스를 한 후 엘라원 복용 기간(5일)마저 놓쳤다면 일단 위에 적혀 있는 방법대로 시기에 맞게 검사를 진행해보자. 임신으로 나왔다면 중절은 임신 5-6주째(병원에서 알려주는 임신 주수는 마지막 관계일이 아닌 마지막 생리 시작일로부터 계산한다)부터 할 수 있다.

원치 않은 임신 및 출산 때문에 고민이라면?

주저 말고 여성가족부에서 운영하고 있는 '가족상담전화'를 이용하자. 한 10대 청소년은 예상치 못한 임신으로 부모님께도 말을 꺼내지 못하고 고민만 하다가 가족상담전화를 통해 도움을 받을 수 있었다고 한다. 365일 24시간 연령에 상관없이 익명으로 상담 가능하며, 1644-6621에 전화를 건 후 내선번호 0번을 누르면 된다. 최근엔 접근성을 위해 문자 상담도 추가됐다.

다양한 피임법과
그 미래

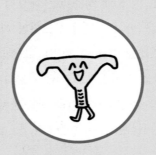

남성용 피임법

정관수술

정자가 이동하는 통로인 정관을 잘라 봉합하는 수술이다. 최근에는 칼을 대지 않는 '무도 정관수술'이 등장해 절개나 봉합 없이 10분 안에 시술 및 복원이 가능하다. 많은 남성들의 우려와 달리 정자가 나가는 길만 차단하는 수술이라서 정력 및 성욕, 남성호르몬에는 영향을 전혀 미치지 않으며 대부분 시술 직후에도 일상생활을 하는데 큰 지장이 없다. 다만 정관수술을 했는데도 정관이 다시 연결되거나 복원을 실패하는 등의 치명적인 부작용이 있다. 따라서 비뇨기과에서 미혼인 남성에게는 절대 추천하지 않고 있다고 한다.

피임 주사 베이슬젤

정자의 이동을 막는 약물 '베이슬젤'을 정관에 주입하면 장벽이 형성되는데, 이 벽이 정자의 이동을 막아 약 2개월 이상 피임 효과가 유지된다. 정자가 지나가는 길만 방해할 뿐 정액은 평소처럼 나온다. 또한 정자 생산을 방해하거나 남성호르몬에 영향을 주는 시스템이 아니라서 오르가슴, 성욕, 사정 등에 아무런 해를 끼치지 않는다. 심지어 젤을

녹이는 주사만 맞으면 언제든지 쉽게 중단할 수 있다. 최근 토끼에 이어 영장류(원숭이) 실험에서도 이와 같은 효과가 입증된 바 있다. 연구팀은 이르면 임상 시험을 거쳐 2021년이면 시판될 수도 있다고 예상했다.

먹는 피임약 젠다루사

인도네시아 등지에서 서식하는 젠다루사라는 관목 식물에서 펩타이드를 추출해 만든 피임약이다. 복용하면 젠다루사에 들어 있는 펩타이드가 정자의 표면을 통과하여 정자를 움직이게 하는 단백질을 차단시킴으로써 난자에 도달하지 못하게 하는 약이다. 특정 효소에만 작용하기 때문에 정자의 개체 수나 질에는 영향이 없고 약 복용 후 한 달 뒤면 다시 임신을 할 수 있다. 세 차례의 임상 시험에서 99.96퍼센트의 피임률을 보인 젠다루사는 현재 시판을 앞두고 있다.

여성용 피임법

미레나, 임플라논, 사야나 주사 피임 장치의 부작용은 약학정보원 의약품 사전에 '매우 흔하게, 흔하게' 겪을 수 있는 사항으로 등재된 것만 기재했다.

미레나

포궁 내에 T자형의 플라스틱인 미레나를 삽입한다. 시술 후 생리 양이 현저히 줄어들고 월경 기간이 짧아지다가 1년 후부터는 아예 중단될 수도 있다. 원리는 미레나에서 매일 일정량의 레보노게스트렐이라는 호르몬이 분비되어 포궁 경부 점액의 점도가 증가하고, 이로 인해 정자가 포궁과 난소에 들어오는 것을 방해하는 것이다. 하지만 장치를 제거하면 호르몬 상태가 원래대로 돌아온다. 치료 목적일 경우 보험이 된다. 비슷한 장치로 카일리나(피임 기간 5년)와 제이디스(피임 기간 3년)도 있는데, 미레나보다 크기가 작고 일일 호르몬 분비량이 적어 부작용이 덜한 편이다. 물론 셋 중에 가장 피임 실패율이 낮은 것은 미레나다.

유지기간 5년

부작용 두통, 복통, 부정 출혈, 골반통, 우울증, 여드름, 다모증, 요통, 골반 염증 질환 및 자궁내막염, 난소낭종, 월경통, 유방통, 미레나가 빠져나올 수 있음 등

임플라논

작은 막대 모양 장치인 임플라논을 팔뚝에 이식한다. 에토노게스트렐이라는 호르몬을 분비시켜 배란을 방해하고

미레나와 마찬가지로 포궁 경부 점액의 점도를 증가시켜 피임을 하는 방식이다. 이식과 제거 과정은 1-2분으로 매우 짧다. 하지만 미레나보다 나오는 호르몬의 양이 많아서 부작용은 더 심한 편이다. 치료 목적으로 하더라도 임플라논은 보험이 되지 않는다.

유지기간 3년

부작용 질내 감염, 두통, 여드름, 유방통, 월경 불순, 체중 증가, 우울감, 어지러움, 안면 홍조, 복통, 복부팽만, 구역, 탈모증, 월경통, 난소낭종 등

사야나 주사

하복부 또는 앞쪽 허벅지에 3개월 간격으로 최장 2년까지 맞을 수 있는 주사다. 미레나, 카일리나와 같은 성분의 호르몬이 분비된다. 의학적으로 가성 폐경 상태로 만들어주어 피임 효과를 얻는 주사로 2년 이상 유지할 시 골다공증이나 폐경 증상이 발생할 수 있다. 간혹 주사를 끊어도 1년 넘게 무월경이 지속될 정도로 피임 유지 기간이 본인 계획과 다르게 길어질 수도 있는 것이 부작용 중 하나다.

유지기간 1회 주사로 3개월, 24개월(2년)까지만 허용

부작용 우울증, 두통, 복통, 구역, 여드름, 등 통증, 사지 통

증, 월경 장애, 질염, 유방통, 체중 증가, 자궁 경부 도말 검사 이상, 자궁 출혈 등

경구 피임약

피임 목적이라면 월경 시작일부터 21일간 복용하다가 7일간 휴식기를 가지면 되고 주기 변경 목적이라면 월경 예정일 7~10일 전부터 미루고 싶은 날까지 먹으면 된다. 에스트로겐과 프로게스테론을 이용하여 배란을 억제한다.

피임약은 항상 같은 시간에 먹는 것이 중요하다. 그런데 피임약 먹는 것을 까먹었다면 어떻게 해야 할까? 만약 매일 낮 3시에 먹어야 하는데 그날 저녁에서야 생각났다면 그 즉시 바로 1알을 복용한다. 어제 먹어야 하는 것을 다음 날 알았다면 그 즉시 2알을 복용한다. 두 경우 모두 그 다음날부터는 늘 복용하던 시간에 먹어야 하며 까먹은 것을 안 이후부터는 반드시 콘돔으로 이중 피임을 하고 마지막 관계일로부터 2주 뒤에 임신 테스트기를 써보는 것이 최선이다. 마음이 급하다면 7일 후 빠른 임신 테스트기인 '원포 패스터'를 써볼 수 있다. 정 불안하면 마지막 관계로부터 5일이 지나지 않은 경우, 엘라원을 먹는 방법이 있다.

부작용 안구 건조, 편두통, 우울증, 부종, 칸디다 질염, 부정
출혈, 부종, 유방통, 구토, 성욕 감퇴, 장기 복용 시 혈전/유
방암/간암 발병률이 커지며 HPV 보균자는 자궁경부암에 걸
릴 확률이 높아진다.

페미돔

질 안에 삽입하는 여성용 콘돔으로 양쪽 끝에 고리가 달려
있다. 상대적으로 콘돔보다는 낮은 피임 실패율을 보인다.

단점은 착용하는 과정이 콘돔에 비해 불편하고 가격이
비싸다는 것이다. 또한 페미돔은 두 사람 모두에게 성감이
떨어지고 관계 시 소음이 날 수 있다.

지금까지 피임법을 성별에 따라 분류해보았다. 이를 통
해 남성용과는 달리 여성용 피임법은 모두 호르몬을 이용
한 방법이다 보니 부작용이 매우 다양함을 알 수 있다. 따
라서 치료 목적이 아닌 이상 추천하는 방법은 아니다. 남
성이 올바른 방법으로 콘돔을 사용하는 것이 가장 이상적
이며, 차후 안전하고 효과적인 남성용 피임젤과 주사가 하
루 빨리 시판되기만을 바랄 뿐이다.

2019년 4월 11일, 지난 66년 동안 범죄로 규정되었던

'낙태죄'가 헌법재판소에서 헌법 불합치 판정을 받았다. 2020년 12월 31일까지 낙태죄의 조항이 개정되지 않으면 이후 낙태죄 규정은 폐지된다. "여성의 몸은 여성이 결정한다. 선택권은 우리에게 있다." 이 자명한 명제가 받아들여지기까지 참 오래도 걸렸다. 원치 않는 임신에 대해 지금보다 다양하고 안전한 대처 방법이 많이 개발되고, 여성이 자기 신체에 대한 결정권을 가지고 대처할 수 있는 사회가 되기를 바라본다.

8
이제는 제대로 알아야 할
자위 이야기

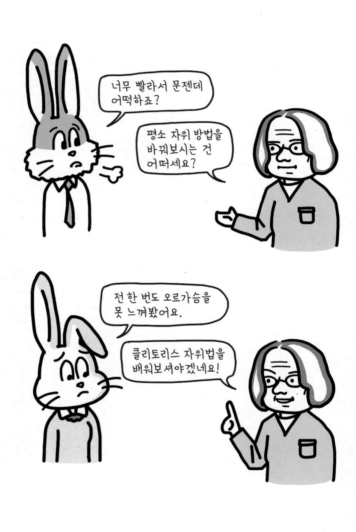

대한남성과학회의 조사에 따르면 한국 남성 중 500만 명이 조루증을 경험했던 것으로 드러났다. 조루는 심리적인 요인뿐만 아니라 잘못된 자위 습관 때문에 생기기도 한다. 흔히 "조루는 정력 문제"라는 말이 꼭 나오는데, 정력은 단순히 힘(power)만을 의미하지 않는다. 가령 한 친구는 애인이 조루인 것에 너무 스트레스를 받아, "이건 마치 내가 게임을 이기고 있는데 갑자기 누가 컴퓨터를 꺼버린 것 같은 기분이야"라고 내게 말하기도 했다. 즉 정력이란 조절력과 지속력이 관건이다. 이 장에서는 이를 연마할 수 있는 자위법을 남성들에게 소개하겠다. 대부분 여성을 위한 정보들을 소개하다가 굳이 이 챕터를 만든 이유는 변형된 자위법이 (남성과 성관계를 할) 여성의 포궁 건강에 좋기 때문이다. 여성 독자라면 방법은 파트너에게만 읽게 해도 좋다. 대신 변형된 자위법의 효능 부분은 같이 읽는 것을 추천한다.

이 장에서 소개하는 자위법은 푸른아우성 소속 남성 성교육 강사들이 고안해 보급하고 있는 '사랑 자위법'이다. 이 방법으로도 조루가 극복되지 않는다면 부끄러워하지 말고 비뇨기과에 가서 약물 치료를 받는 것이 효과적이다. 임상에 따르면 뇌의 신경전달물질인 세로토닌(일명 행복 호르몬)의 기능에 문제가 생기면 조루가 나타날 수 있다고 한다. 적절한 약물을 전문의와 상담해보길 바란다. 그밖에도 발기부전이 고민이라면 케겔 운동(남성도 할 수 있다)을 생활화하면서 역시 병원 진료를 받아보는 것이 최선이다. 참고로 남성이 케겔 운동을 하면 발기부전 외에도 요실금, 치질 예방은 물론 사정 능력 및 방광 탄력 강화에 큰 도움이 된다.

여성에게도 좋은
남성 자위법

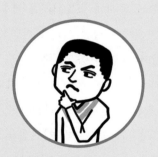

이제부터 소개할 남성의 자위 방법은 시각 자극(포르노 등)없이 '상상력'을 이용하며 오롯이 '촉감'에 더 예민하게 반응하여 자위하는 방법이다. 기본적인 상상의 전제는 사랑하는 사람과 섹스를 하고 있다는 것이다. 도저히 상상이 안 되겠으면 자위를 시작하기 전에만 영상을 보고 시작할 때부터는 바로 꺼야 한다. 음란물을 보면서 자위를 하면 시신경까지 써야 하기 때문에 성기의 감각을 온전히 느끼기 어려워서 그렇다.

자위를 시작함과 동시에 스톱워치를 누른 후 마침내 사정을 했을 때, 그때까지 걸린 시간을 확인해보라. 권장 시간은 약 10분이다. 본인이 좀 더 할 수 있으면 그래도 되지만, 일부러 과하게 오래 해서 오히려 지루가 될 필요는 없다. 최소 3개월간 이 자위법을 연습하며, 가능하면 그때마다 소요됐던 시간과 앞으로의 개선법을 따로 메모해둬도 좋다. 하지만 시간에 너무 집착할 필요는 없다. 보통 음란물을 보며 자위를 할 때 걸리는 자위 시간이 5분 정도이기 때문에 일종의 최대치로 잡을 '시간 개념'이 필요하여 스톱워치로 기록하는 방식을 소개했을 뿐이다.

사랑 자위법 순서

1. 최대한 실제 섹스 상황처럼 주변 환경(아무도 없는 조용한 집)과 몸 상태를 만들어줘야 한다. 그래야 이 자위법을 성관계할 때 적용하기 쉬워진다. 환경이 조성됐다면 (여성의 성기와 비슷한 촉감을 위해) 윤활제를 성기에 뿌린다. 이때 윤활제는 꼭 러브젤일 필요는 없으며 집에 있는 적당히 묽은 로션으로 해도 된다.

2. 성행위를 하는 것처럼 따뜻한 손으로 피스톤질을 한다. 여기서 포인트는 절대 속도가 빨라지거나 성기에 과한 힘을 줘선 안 되며 계란 쥐듯이 잡은 채 ①천천히 ②부드럽게 ③오래오래 왕복운동을 해줘야 한다. 질에 성기가 삽입되었다고 생각하면서 중간 중간 상대방 배려도 해준다고 상상하고, 본인의 성기 촉감을 온전히 느끼면서 해야 한다.

너무 꽉 쥐면 성기가 손의 압력에 익숙해져서 차후 불감증으로 인한 지루에 걸릴 수 있다. 발기 상태를 오래 유지하기 위해 성기에 힘을 줄 필요 또한 없다. 발기는 근육이 아니라 혈관이 하기 때문에 마인드 컨트롤이 관건이다.

3. 남자의 성적 흥분 단계를 총 10단계(사정)라고 하면 7단계 때의 몸의 느낌을 3번 정도 반복하며 찾아내야 한다. 7단계일 때 성기의 촉감, 흥분의 정도를 구체적으로 찾고 기억해야 한다. 조루는 척수의 사정 중추가 예민해져서 생긴 것으로, 7단계일 때의 자기 몸 상태를 기억해놨다가 이 단계를 유지시킬 수 있도록 훈련하면 사정 중추를 본인이 스스로 조절할 수 있게 된다.

주의할 점이 있다. 사정 직전에 사정을 억지로 참으라는 것이 아니다. 10단계 직전에 갑자기 온 힘을 다해 참는 게 아니라 7단계일 때를 유지하다가 '이제 10단계로 가도 되겠다' 싶을 때 본인의 자율적인 의지로 사정을 할 수 있도록 도와주는 것이 이 자위법이다. 사정 직전에 참는 게 습관이 되면 자칫 고환을 감싸고 있는 백막이 터져버릴 수도 있으니 조심해야 한다.

4. 이 자위법을 처음 시도했을 때 7단계 유지는커녕 금세 10단계로 가버리다 보니, 억지로 몸에 힘을 꾹 주면서 사정을 참는다거나 성기를 꽉 잡게 될 수 있다. 그런데 특히 앉아서 자위하다가 소변 참듯이 항문 쪽으로 힘을 꾹 주면서 참는 습관은 전립선을 다치게 할 수 있으니 사정감

이 올 때는 오히려 반대로 온몸을 이완시키는 연습을 해야한다. 그 순간에 전신의 힘을 다 풀어라. 성기에서도 손을 떼고, 성기를 포함한 온 신체를 이완시켜라. 하지만 이때 사정만큼은 안 하도록 연습해보는 것이다. 이 방법이 익숙해지다 보면 자기만의 사정 타이밍, 사정감이 올 때, 사정하는 그 순간에 신체가 느끼는 감각들을 온전히 체감하고 그것들을 종류별로 분류하게 되면서 자기가 스스로 사정을 조절할 수 있는 경지에 이르게 된다.

참고로 푸른아우성 교육팀에 자원한 중고등학생 15명이 자위법으로 실험한 결과 90퍼센트 이상이 평소 겪고 있던 조루증에서 탈출할 수 있었다고 응답했다. 조루가 고민인 사람은 3-6개월 정도 이 자위법을 연습하면 금방 능숙해질 수 있을 것이다. 중고생도 해낸 자위법이다!

사랑 자위법의 효능

사정을 조절할 수 있어 상호적인 섹스 만족도가 높아진다

사정만을 위한 자위에 익숙해져 습관적으로 빨리 사정

하던 사람들이 조루에서 탈출할 수 있다. 이제 더 이상 사정 순간에 '어쩔 수 없이' 배출하는 것이 아니라 상황을 보고 본인의 의지에 따라 사정을 조절할 수 있게 된다. 이로인해 여자가 좋은 이유는? 조루의 의미를 생각해보자. 여자는 아직 오르가슴 근처에도 못 갔는데, 남자는 금방 오르가슴을 느끼고 끝났다는 것이다. 남성은 3-4분 이내에도 사정할 수 있지만, 여성은 그 몇 배의 시간 동안 자극을 느껴야 오르가슴을 느낄 수 있다. 사정을 조절할 수 있게 된다는 것은 남녀의 오르가슴 도달 시간을 비슷하게 맞출 수 있게 된다는 뜻이다.

여성 파트너의 신체에 부담을 주지 않는다

대부분의 남성은 사정하는 마지막 순간에 스퍼트를 올리며 빠르게 피스톤 운동을 한다. 포르노의 영향도 있겠지만 빠르고 자극적인 자위를 해온 사람은 성관계에서도 이 습관이 그대로 적용된다. 저 패턴으로 사정하는 것에 너무 익숙해져서, 혹은 포르노를 통해 잘못 배운 탓에 막판에 (특히 찍어 누르듯이) 격한 왕복운동을 하면 자칫 여성의 질입구 6시 방향(항문 쪽)이 찢어지거나 포궁 경부에 염증이 생길 수 있다.

아까도 강조했다시피 이 자위법의 핵심은 '부드럽게, 오래오래, 천천히'다. 물론 관계 도중 서로의 쾌락을 위해 속도를 높여야 할 때도 있겠지만, 마지막에 매번 저런 스피드와 강도로만 해야 사정할 수 있다면 문제가 있는 것이다. 파트너의 신체에도 무리가 갈 수 있음은 물론이다.

충분한 만족감을 느껴 습관적 자위에서 벗어날 수 있다

자위를 자주 해서 고민인 사람도 있을 것이다. 사실 자위 횟수가 잦다는 것은 자위의 질이 낮다는 것이다. 위에 소개한 방법대로 7단계를 유지하다가 모아서 10단계에 사정을 하면 말 그대로 '풀 파워 사정'이 된다. 농축된 정액이 나온다고 보면 되는 것이다. 그리고 이미 느꼈겠지만, 이 자위법은 포르노를 보면서 대충 사정만 하고 끝내는 인스턴트식 자위가 아니라 많은 준비가 필요한 정석 자위이기 때문에, 한 번 하고 나면 그 다음 자위까지 텀이 길어지기 마련이다. 섹스도 그렇지만 한 번 제대로 하고나면 얼마 안 가서 또 하고 싶은 생각이 들지 않는다. 충분한 만족감을 느꼈을 테니까. 지금까지 자위 텀이 짧았다는 것은 양적으로만 많이 했지 질적으로는 매우 부실한 자위였다고 할 수 있다. 사정만을 위한 자위를 하고 나면 소위 '현타'가 더 길게 오거나 살짝 불쾌한 기분이 든 적도 있다는 말을 상담 스터디 도중 동료 남성에게 들은 적이 있는데, 아마 비슷한 이유일 것이다.

여성 자위,
클리토리스를 만나는 시간

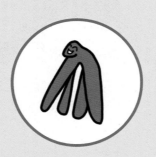

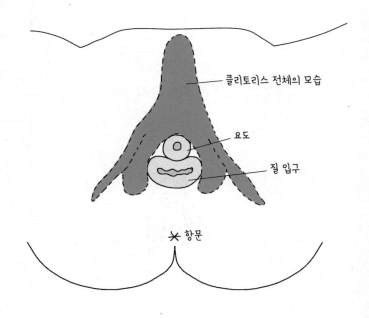

● 외음부 안쪽

클리토리스 전체의 모습

요도

질 입구

✳ 항문

클리토리스의 위치와 구조

다양한 여성 자위법이 있지만 이번에 소개할 것은 클리토리스(음핵)를 자극하는 방법이다. 클리토리스는 오직 쾌락을 위해서만 존재하는 여성의 신체 부위다! 육안으로 볼 수 있는 클리토리스는 극히 일부에 불과하다. 질 입구 위에 요도를 지나 그 위에 있는 콩알만 한 부분인데, 여성이 성적으로 흥분할 때 발기한다. 3/4 정도가 몸 안에 숨겨져 있으며 흥분하면 총 길이가 20센티미터까지도 커질 수 있다. 클리토리스가 커지면 만지기 편해서 자위가 더 쉬워진다. 또 클리토리스에는 민감한 신경 말단이 8000개나 있는데, 이는 남성 귀두에 있는 말단 수의 2배라고 한다.

1. 우선 마음이 편해야 자위에 집중할 수 있으므로 아무도 없는 조용한 집에서 방문을 걸어 잠근다.

2. 깨끗이 손을 씻고 침대에 누운 후 편안한 마음을 가지고 눈을 감는다. 눈을 감으면 촉각에 더 예민해지게 된다.

3. 최대한 편한 자세를 유지하고 긴장을 푼 후 몸 전체를 마사지해보자. 바로 특정 부위에 집중하기보다는 성적 흥분이 전신에 퍼질 수 있도록 성감대를 포함한 자기 몸

여기저기를 부드럽게 만져본다.

4. 어느 정도 흥분이 되었다면 손바닥을 이용해 팬티 위에서 감싸듯이 문질러준다. 잠시 후부터는 검지나 중지로 클리토리스를 천천히 만져본다.

5. 질에서 윤활액이 나와 성기 전체가 충분히 젖은 것 같으면 팬티 속에 손을 넣어 검지 또는 중지로 클리토리스를 위아래나 좌우로 천천히, 부드럽게 왕복하여 만진다. 단, 위아래로 '만' 만지면 클리토리스의 포피가 드러나서 아플 수 있으니 주의!

6. 중간중간 손바닥으로 감싸듯이 성기 전체를 만지다가 다시 클리토리스만 자극시켜도 좋다.

7. 자위가 끝나면 흐르는 미온수로 가볍게 씻고 맛있는 음식이라도 먹으러 가보자. 아~ 상쾌해!

새로운 친구, 바이브레이터
자위할 때 바이브레이터(진동기)의 도움을 받을 수도 있다. 최근 기술이 많이 발전해 클리토리스에 흡입과 진동을 동시에 해주거나 각 기능의 강도가 많게는 11단계까지 있는 제품도 나온 것을 보고 쾌재를 불렀다. 몇 가지 아쉬운 점은 대부분 꽤나 비싸고 청소년은 구입할 수 없는 성인용품으로 지정돼 있다는 것 정도? 참고로 콘돔은 연령에 상관없이 누구나 살 수 있는 의료 기기로 법제화되어 있어서 청소년도 구매할 수 있다. 그렇다면 바이브레이터는 도대체 왜…?

혹시 나도 중독?
포르노 시청 자위

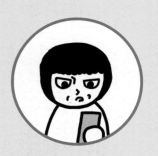

한때 나는 포르노 시청을 밥 먹듯이 했고 하루에도 자위를 여러 차례 해서 삶이 피폐해진 경험이 있다. 사실 자위보다 포르노 중독이 더 심각했다. 나중엔 습관적으로 포르노를 보기만 했고 자위는 안 할 때도 있었으니까. 포르노를 단번에 끊기란 쉽지 않아서 자위 텀을 늘려가며 자위 중독부터 개선해보기로 했다. 나는 늘 해야 할 일을 미루고 무기력하게 있다가 자위를 하곤 했는데, 이왕 할 거면 자위를 하는 타이밍을 바꿔보려고 노력했다. 이따 운동하고 해야지, 이 과제만 끝내고 해야지 하고 마음먹으면 평소와는 다르게 자위를 개운하게 할 수 있었고 끝나고 나서도 허무함이나 후회보다는 성취감 또는 오로지 쾌락만 느낀 채로 하루를 마무리할 수 있었다. 그러다 어떤 날은 예정된 자위를 안 하고 넘어간 날도 생겼고. 자위 중독으로 일상생활에 피해가 가지 않는 한 자위 행위 자체는 인간의 삶에 있어서 필수불가결한 것이라 생각한다.

포르노는 페미니즘을 알고 난 이후 끊기 쉬워졌다. 여성의 몸을 대상화하는 카메라 구도를 한번 의식하게 되자 불쾌해서 계속 보기 힘들었다. 역으로 남성의 몸을 대상화한 영상(여성향 포르노)을 보고 나니 대상화에 대해 금방 이

265

해할 수 있었다. 그리고 넷플릭스에서 〈핫 걸 원티드〉라는 다큐를 통해 AV 산업의 현실을 보고 나서는 역겨워서 더는 볼 수가 없었다. 그런데도 무언가를 시청하며 자위하는 것에 길들여진 나는 부끄럽지만 한국 에로영화로 주제를 바꿨다. 실제 삽입은 없으니까 죄책감이 덜하다는 이유였지만 보고 나면 늘 자괴감에 빠졌다.

그러다 우연히 유튜브를 통해 나와 같은 현상이 'PMO (watching Porn, Masturbating, and eventually reaching Orgasm, 포르노를 보며 자위하다가 오르가슴을 느끼는 것)'라는 것을 알게 되었다.[63] 사람들은 보통 열심히 공부해서 좋은 학점을 받거나 부단히 노력해서 승진을 하게 되면 기쁨을 느낀다. 하지만 PMO는 몇 번의 클릭을 통해 손쉽게 가장 상위 쾌락인 오르가슴을 느낄 수 있어 이것에 중독되면 자기 동기부여 수준과 에너지 효율이 떨어진다는 것이다. 예컨대 버튼 하나만 눌러서 학과 수석을 할 수 있다면 우리는 의지를 상실하게 될 것이다. 포르노뿐만 아니라, 나는 평소에도 즉각적으로 내 기분을 좋게 하기 위해 과자를 책상에 쌓아놓고 과제를 하거나 시험 기간에 밤만 되면 습관적으로 야식을 시켰다가 많이 남겨서 냉장고에 넣어놓기

일쑤였던 적이 있다. 이런 것들은 모두 특별한 노력을 기울이지 않은 채 쉽고 빠르게 쾌락을 얻는 행위였다. 이걸 확연히 깨달은 뒤부터 건강한 정신과 에너지를 회복하고 싶은 마음이 들어 포르노 중독으로부터 자연스럽게 벗어날 수 있었다. 혹시 나와 같은 사람이 있다면 위에서 소개한 다큐와 유튜브 영상을 보고 도움을 받았으면 좋겠다.

9
아프지 않은 섹스를
찾아서

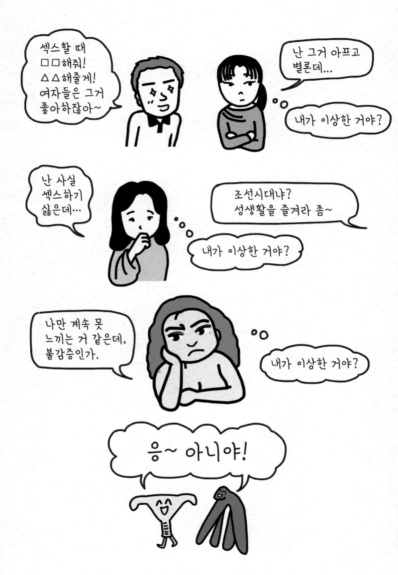

니가 이상한 거 아니야!

한 3년 전이었나. 알고 지내던 한 남자가 술자리에서 자기는 처녀가 좋다고 했다. 경험이 있는 여자는 '~는 하기 싫어, 그거 아파, 그건 느낌이 별로야' 식으로 뭐라 뭐라 따지고 드는 게 짜증나는데 처녀는 자기가 원하는 대로 플레이할 수 있어서 편하다는 것이다. "걔네는 호불호에 대한 데이터베이스가 없어. 그래서 그냥 '이건 원래 그런 거야, 남자들은 이런 걸 좋아해' 하면 다 시키는 대로 따라와. 내 입장에선 이렇게 쉽고 간편한 섹스가 없는 거지." 그는 애인과의 섹스를 교류가 아닌 자위로, 상대를 인간이 아닌 '섹스돌'로 보고 있었다. 그러다 문득 내가 처음 섹스를 했을 때를 떠올려보니, 내가 딱 그 섹스돌이었다. 상대방이 이렇게 하는 게 맞다고 하니까 진짜 그런 줄 알았는데, 상대는 좋았을지 모르지만 난 별로였다. 할 때는 불쾌하고 하고 나면 아팠다. 첫 경험 교육의 부재만 문제인 줄 알았는데, 사실 더 문제는 그 이후였던 것이다.

여성이 침대에서 섹스 통제권을 잃어갈 때, 몸과 마음은 병들어간다. 가뜩이나 섹스를 전제로 하는 연애가 당연한 것처럼 여겨지는 대한민국 사회에서 우리는 계속 다친다. 그래서 경험이 있든 없든 섹스에 대해 더 자세히 알고 있을수록 안전한 것은 확실하다. 남자보다 더 많이, 미리 알아서 하기 싫은 건 하기 싫다고, 안 좋은 건 안 좋다고, 혹은 몰라도 별로인 것 같으면 난 그거 싫다고 말할 수 있어야 한다. 더 근본적으로는 연애 상대자와의 섹스는 절대 권리처럼 주장할 수 있는 것이 아니며 난 오늘, 지금, 앞으로 할 맘 없다고 말할 자유를 누릴 수 있어야 한다. 섹스할 자유가 있다면 안 할 자유도 있으니까.

이 장에서 다룰 성교통은 대개 주로 심리적 요인과 관계 도중 다양한 부적절한 행위를 통해 겪게 되는데, 여태 성 상담을 해오면서 성교통을 겪고 있는 여성 대부분이 비슷한 고민을 하고 있는 것을 보고 참 안타까웠다.

- 계속 못 느끼는 내가 불감증인 걸까?
- 내 몸에 문제가 있나?
- 제가 참고 해줘야 분위기가 유지될 거 같더라고요.

- 오럴은 솔직히 별로 안 하고 싶어요.
근데 남자친구가 원해서.

여성들이 섹스 중의 통증을 본인 탓으로 생각하여 자책하거나 아픈데도 파트너를 배려하려고 인내하지 않았으면 좋겠다. 통증에는 반드시 '원인'이 있고 우리에게는 관계 도중 원치 않는 행위를 '거절할 권리'가 있다. 성관계는 말 그대로 성 '관계'다. 인간 '관계'에 대입해보면 이해하기 쉽다. 내가 싫어하는 행동을 친구가 하거나, 내게 그 행동을 계속 하라고 시킨다면 더 이상 그와 친구 관계를 유지하고 싶지 않을 테니까.

지금부터 성교통의 다양한 원인에 대해 먼저 알아보고, 여성이 관계 도중 겪을 수 있는 부적절한 행위들에 대해 소개하겠다. 추가로 여성이 오르가슴을 느끼기 좋은 특별한 체위도 몇 가지 소개한다.

하고 나서 너도 아팠어?
성교통의 모든 것

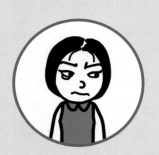

외과적 원인

유발성 전정통

섹스할 때 느끼는 통증에는 성교 시 질 입구를 둘러싼 전정부나 회음부 쪽이 유독 아픈 증상인 유발성 전정통을 비롯해 질경련, 회음부 신경통, 간질성 방광염, 음핵 유착증 등 매우 다양한 외과적 원인이 있지만 이 책에서는 최다 원인인 유발성 전정통만 다루겠다. 유발성 전정통은 다음과 같은 요인으로 인해 발생할 수 있다.[64]

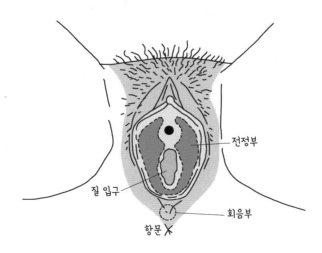

전정부와 회음부 위치

-피임약 장기 복용

-정액 알레르기

-속옷, 생리대 등의 화학물질

-항진균제 연고

-진균 감염

-유전적 소인

2012년 국제 학술지 〈성의학 저널〉에 발표된 한 논문[65]을 보면 경구 피임약을 3개월 복용하자 소음순의 두께가 얇아지고, 쾌락을 위한 클리토리스 크기가 감소했으며 질 입구의 직경이 좁아지고 애액 분비 감소, 성욕 및 오르가슴 빈도 감소 등으로 인해 성교 시 통증이 증가했다.

외과적 원인이더라도 심리적 요인이 해결되면 나아지는 경우가 많으나 간혹 적절한 치료나 수술이 필요할 수 있으니 통증이 있어도 성관계를 할 생각이라면 성의학 전문의와 상담해보는 것이 좋다.

질염

질염에 걸렸다면 치료를 모두 마무리하고 호전되었을 때 성관계를 시도하자. 1장에서 세 종류의 질염 모두 증상으로 성교통이 있고, 그중 특히 칸디다 질염과 트리코모나스 질염이 가장 통증이 심하다고 했다. 나도 평소 관계를 할 때는 아무렇지 않다가 어느 날 삽입과 동시에 극심한 통증을 느껴서 바로 중단하고 병원에 갔더니, 칸디다 질염이 심한 상태였던 경험이 있다. 참, 반드시 남자도 STD 균 검사를 해보고 함께 치료를 받아야 재감염을 막을 수 있다.

그 밖의 여러 포궁 질환

미국의 여성의학과 전문의들에 따르면 골반염, 자궁내막증, 자궁근종, 자궁외임신, 요로 감염, 난소낭종 파열도 성교통의 원인이 될 수 있다.[66] 따라서 성교 후 하복부 통증 및 질경련, 질 출혈이 계속된다면 병원에 가보자. 간혹 섹스 후 아픈 것에 너무 익숙해져서 원래 그런 거라 생각하고 자기 통증에 무뎌진 사람도 있는데, 성교통에는 반드시 원인이 있고 어쩌면 본인의 포궁 건강에 적신호가 들어왔을 수 있으니 전문의와 상담 후 적절한 검사 및 치료를 받을 것을 진심으로 권한다.

정액 알레르기

확률적으로는 매우 드물지만 정액 속 단백질 혹은 관계 전 남성이 먹은 음식이나 약물 때문에 알러지 증상을 겪는 여성도 있다고 한다. 질내 사정 또는 오럴 섹스 후 입이나 성기에 발진, 가려움 등을 느끼는 경우다.[67]

심리적 원인

여성이 어떤 심리적인 요인(파트너를 못 믿겠어서, 상대가 안심을 안 시켜줘서, 모텔에 몰카가 있을까 봐 걱정돼서, 오늘은 안 하고 싶은데 억지로 하는 거라서, 상호 성병 검사에 남자가 응해주지 않아서 등등)으로 인해 초긴장 상태가 되면 골반 근육과 질 입구에 힘이 들어간다.

그 상태에서 삽입을 하면 질 입구 6시 방향이 찢어지기 십상인 것. 그러므로 파트너의 불안 요인을 먼저 대화를 통해 구체적으로 들어보고 바로 그것부터 없애줘야 그 다음 단계(몸에 힘 빼기)로 돌입할 수 있다. 여성이 충분히 흥분했고 심리적으로도 안정돼서 온몸, 특히 골반과 질 쪽에 힘을 완전히 뺀 상태에서 관계를 시작하면 성교통이 상당히 완화된다. 하지만 무턱대고 일단 힘부터 빼라는 말은 순서가 잘못돼도 아주 잘못됐다. 파트너가 당신의 불안 요인을 없애는 데 협조하기는커녕 무시하고 섹스를 강행하려 한다면 거기서 종료해야 한다. 그건 사랑이 아니니까.

관계 후 아래가 쓰리고 따갑다면, 질 입구 체크

성관계 후 질 입구 6시 방향(항문 쪽)이 곧잘 찢어지는 사람이 생각보다 많다. 오랜만에 관계를 했거나 충분한 흥분 없이 피스톤 운동이 시작되면 대개 하고 나서 쓰리고, 따갑고, 걸어 다닐 때마다 의식될 정도의 통증이 몇 시간 동안 지속되거나 출혈이 생기기도 한다.

다행히 이 부위는 상처가 나도 조직 특성상 회복력이 매우 빨라 금방 낫는 편이다. 하지만 통증의 정도가 극심하다면 병원에 가는 것을 추천한다. 내 경험상 병원에서 처방하는 연고를 발라주면 평소보다 빨리 낫는 느낌이 들었다. 다행히 회복이 빠른 부위이기는 하지만, 신체 다른 조직에 비해 원체 탄력성과 강도가 약한 부위라서 경미한 자극에도 쉽게 찢어질 수 있다고 한다. 그래도 막상 다치면 기분이 정말 불쾌하다. 무슨 부귀영화를 누리려고 또 섹스를 했나 싶어지기도 해서.

어쩌면 부적절할 수도 있는
섹스 테크닉

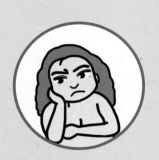

펠라치오

소위 '오럴 섹스'라고 하며 남성의 성기를 입으로 핥거
나 빠는 애무 방식인 펠라치오는 사실 20여 년 전만 해도
대중적인 행위가 아니었으나 최근 들어, 포르노 산업에서
흔하게 등장한 이후부터 연인들 사이에 으레 하는(?) 애
무가 되어가고 있다.[68] 그러나 펠라치오를 하게 되면 크게
다음과 같은 문제가 발생할 수 있으니 주의하자.

턱관절 장애

턱관절 장애는 주로 이갈이, 스트레스, 잘못된 식습관,
외상 등에서 비롯되지만 오럴 섹스도 그 요인 중 하나라고
말할 수 있다. 충분히 가능한 일이다. 생물학적으로 여성
은 남성보다 턱관절이 작고 약한데 펠라치오를 하려면 우
선 오랫동안 입을 벌리고 있어야 한다. 그와 동시에 하악
이 아래로 내려가게 되어 몇 분 만에 턱이 뻐근해질 수밖
에 없는 것. 심지어 포르노에서 흔히 나오는 딥쓰롯(여성의
목구멍 깊숙이 음경을 밀어 넣는 방식)까지 하면 숨 쉬는 것조
차 곤란해진다.

선천적으로 하악이 약하거나 잠버릇이 이갈이인 사람

의 턱에는 펠라치오가 더 안 좋을 수밖에 없다. 참고로 국민건강보험공단에 따르면 2015년 턱관절 장애 환자 수 35만 명 중 여성이 21만 명으로 20대 여성 환자가 가장 많았다. 이는 최근 6년간 54퍼센트나 증가한 수치이며 환자 대다수가 10-20대인 것으로 밝혀졌다. 이렇듯 안 그래도 요즘 20대들이 여러 가지 이유로 스트레스를 많이 받아서 턱관절 장애를 겪기 쉬운데, 굳이 원치 않는 펠라치오로 악화까지 시킬 필요는 없어 보인다.

두경부암, 후두유두종

HPV 편에서도 밝혔지만 HPV 보균자와의 오럴 섹스는 두경부암의 주원인 중 하나다. 현대인에게 HPV 보균은 매우 흔한데, 두경부암의 잠복기가 꽤 긴 편이라 본인도 인지하지 못하고 있다가 암이 발병되거나 후두유두종(후두에 생기는 사마귀)이 생길 수 있다. 초기에 발견할 경우 생존률이 높은 편이지만 낯선 암 이름 때문에 사람들이 도통 검사를 안 해보기 때문에, 암으로 발전한 후 너무 늦게 알게 되면 혀를 잘라 내거나 위장관을 위에 직접 연결해 식사를 해야 할 수도 있다. 내 지인 중 한 남성은 이 병으로 30대 초반에 성대를 제거해야 했다. 다행히 성대 복원에 성공

했지만 그동안 몸과 마음이 얼마나 힘들었을지 생각하면, HPV의 무서움을 실감할 수밖에 없다.

핑거링

1장에서 설명한 바와 같이 비위생적인 손으로 핑거링을 하면 질염에 걸릴 수 있다. 그런데 손을 깨끗하게 씻고 손가락에 콘돔을 씌운 채로 하더라도 센 힘으로 마음대로 휘젓거나, 손톱으로 긁어대면 질 내벽에 상처는 물론 포궁 경부에 염증을 유발한다. 손가락으로도 충분히 포궁 경부까지 닿기 때문이다. 흥분하면 질 길이가 늘어난다지만 사람의 경부 높이는 주기마다 그날그날 다르고 흥분 정도에 따라 또 변하기 때문에 장담할 수 없다. 그러므로 성관계 후 하복부가 아프거나 질 출혈을 겪었다면 곧바로 병원을 방문해 치료를 받도록 하자.

후배위

후배위는 대중적인 체위 중 하나다. 그런데 후배위 자세에서 여성의 몸이 침대와 밀착된 상태가 아니다 보니 피스톤 운동의 반동에 흔들리지 않게 몸을 지탱하려 온몸에 힘을 줄 수밖에 없다. 그런데 이 때문에, 정작 질은 안정적인 상태에 있기 어려워지는 것이다. 또한 후배위 자세를 취하면 골반이 기울면서 경부 길이가 짧아지게 되는데, 이는 곧 경부가 더 밑으로 내려온다는 말이다. 이 상황에서 피스톤 운동을 하면 남성의 성기가 포궁 경부를 치게 되어 경부 염증을 일으킬 수 있다.[69] 후배위 외에도 여성의 양다리를 넓게 벌리거나 높게 올리는 체위 등도 안전하지 않은 체위에 해당된다. 특히 성관계 시 다리를 든 자세를 취했던 여성의 45.8퍼센트가 포궁 경부에서 염증이 발견되었다는 보고도 있었다.[70] 이런 체위들의 공통점이라면 모두 남성 성기가 너무 깊게 들어가서 경부에 자극을 줄 수 있다는 점이다. 이로 인해 관계 후 질 출혈 및 하복부 통증을 겪을 수 있으며, 지속적으로 해왔다면 염증의 회복이 어려워져 레이저 치료를 받아야 할 수도 있다. 이는 출산 계획이 있는 여성에게는 조산의 위험성을 키우기도 한다.

물론 개인차에 따라 똑같은 체위를 해도 누구는 안 아플 수 있다. 질 길이와 파트너의 성기 길이가 조화를 이루었거나, 흥분하면 여성의 질 길이가 매우 늘어나기 때문에 후배위를 해도 경부에 무리가 가지 않을 수 있기 때문이다. 다만 혹시 모르니 기회가 될 때 확대경 촬영 검사로 본인의 포궁 경부 상태를 확인해보길 바란다. 덧붙이자면 경부 염증은 체위뿐만 아니라 질염, 펑거링, 호르몬, HPV 등의 영향을 받아 발생하기도 한다.[71]

같은 맥락으로 소위 포궁까지 성기가 들어간다는 '입궁 섹스'도 포궁 경부에 무리를 가한다. 사실 '입궁 섹스'라는 말 자체가 성립이 되지 않는다. 직경 3-4센티미터인 남성의 성기가 직경 5밀리미터인 포궁 경부의 입구를 뚫고 들어갈 수는 없기 때문이다. 깊게 넣으니까 뭔가 닿는 느낌이 들어서 입궁 섹스를 하고 있다고 착각들을 하는 것 같은데, 포궁이 아니라 경부에 닿은 것이며 이렇게 무식한 방법으로 배려 없이 섹스를 하면 파트너의 경부에 큰 손상을 줄 수 있다.

수중 섹스

수영장 물에 섞여 있는 소독액이 질 안으로 들어가서 질이 건조해지면 관계 도중 마찰력이 커져 외음부 통증과 함께 질염에 걸릴 수 있다. 욕조에서 하는 경우도 이와 별반 다르지 않다. 물속에서 하는 섹스가 색다르게 느껴질 순 있지만 실상은 관계 시 나오는 윤활액이 물에 씻겨 내려가 질 안과 입구 모두에 상처가 나기 쉽고, 물에 떠다니는 이 물질과 유해 박테리아가 질에 들어와 요로 감염이 되기 딱 이다. 실제로 수중 성관계가 말처럼 쉽게 되지도 않는다. 피스톤 운동을 수중에서 하면 질에 공기가 많이 들어가 수 면 위로 물이 뽀글뽀글 올라오고 부력 때문에 자세를 고정 시키기 어렵다 보니 어딘가 어정쩡해서 굉장히 웃긴 상황 이 벌어진다. 오르가슴 느끼기도 어렵고 자세도 불편한 데 다 질염까지 걸릴 수 있는 섹스 판타지를 굳이 시도해볼 필요는 없어 보인다.

여성의
오르가슴을 위하여

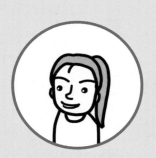

포궁 경부에 무리를 주지 않으면서 여성이 삽입 섹스를 통해 쾌락을 느끼기 쉬운 방법으로는 CAT(Coital Alignment Technique, 삽입정렬기법) 체위가 있다. 이 체위는 1975년 세계 성의학회에서 에드워드 에이첼(Edward Eichel) 박사가 발표하여 갈채를 받았고 이후 세상에 알려지게 되었다. 정상위 자세를 잡은 후 남성의 엉덩이를 여

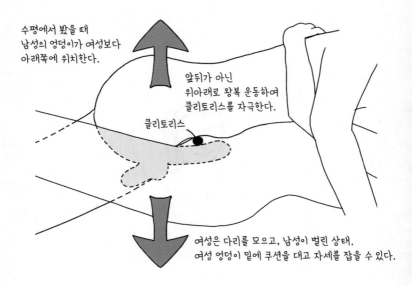

수평에서 봤을 때 남성의 엉덩이가 여성보다 아래쪽에 위치한다.

앞뒤가 아닌 위아래로 왕복 운동하여 클리토리스를 자극한다.

클리토리스

여성은 다리를 모으고, 남성이 벌린 상태. 여성 엉덩이 밑에 쿠션을 대고 자세를 잡을 수 있다.

삽입정렬기법 체위

성보다 아래로 내리는 것이 기본 시작이다. 간단히 말하면 정상위할 때 높이보다 좀 더 밑에서 삽입을 하는 식이다. 그러면 남성의 음경 뿌리 부분이 클리토리스에 닿게 되는데, 이때 피스톤 운동을 앞뒤가 아니라 위아래로 하여 자극시키는 방법이다. 자세가 쉽게 잘 되지 않는 경우엔 여성의 엉덩이에 낮은 쿠션을 대보면 훨씬 낫다. 이 외에도 여성 대신 남성이 다리를 벌려야 하는 열반 체위, 여성이 위에서 자유자재로 클리토리스를 마찰시킴으로써 오르가슴을 비교적 쉽게 느낄 수 있는 여성 상위도 추천한다.

그런데 사실 삽입 섹스만으로 오르가슴을 느끼는 여성은 드물다. 삽입으로 쾌락을 경험하는 과정도 결국엔 클리토리스(음핵)가 함께 자극되어서 가능한 경우가 많기 때문이다. 그래서 반드시 삽입 전에 '깨끗한 손'으로 클리토리스와 다른 성감대를 '충분히' 애무하여 클리토리스를 발기시켜주는 것이 중요하다. 대충 젖은 것 같다고 바로 시작하는 것이 아니라 인내심을 가지고 '지속적으로' 부드러운 강도를 유지한 클리토리스 애무가 필요하다. 빠르게 문지르면 더 좋을 것 같지만, 남이 내 클리토리스를 만져줄 때만큼은 규칙적으로 천천히, 부드럽게 해주는 것이 가장 쉽게 쾌감을 느낄 수 있다. 또한 위에서 소개한 CAT 체위 자체가 클리토리스에 초점을 맞춘 방법이라서 클리토리스가 발기됐을 때 시도해야 효과가 극대화된다. 물론 여성이 흥분할수록 남성의 성기도 조여지기 때문에 결국 서로 좋은 것은 당연하다.

그런데 위에서 말한 '충분히'란 최소 21분을 말한다. 여성의 오르가슴을 다룬 여러 연구들[72]에서 여성이 성관계를 통해 절정에 가려면 '전희 21분'이 가장 중요하다고 입을 모아 말한다. 그런데 전희 과정은 결코 클리토리스에만 국한되지 않는다. 구체적으로 말하자면 처음부터 가슴, 클리토리스로만 가서 대충 만지다 끝내지 말고 애무 부위를 머리카락부터 발끝까지, 몸 앞부터 뒤까지 넓게 잡아 부드럽게 쓰다듬어주면서 성적 흥분을 전신으로 퍼지게 해야 한다. 남성기와 달리 여성기는 결코 절정에 쉽고 단순하게 '금방' 도달하지 않으며 그저 강도 및 속도만이 오르가슴을 결정하지도 않는다. 즉 얼마나 '공들여서' 애무를 했는지가 만족스러운 섹스의 첫걸음이라고 할 수 있다

그럼 이제 애무 후 삽입에 들어갔다고 해보자. 이때 바로 피스톤 운동을 하기보다는 질 안에서 1-3분간 멈춰 있

도록 하자. 질이 페니스에 적응하고 안정화될 시간도 없이 넣자마자 곧바로 움직이면 성적 흥분을 저해시킬 수 있다. 즉 초반에 잠시 삽입한 페니스를 '정지'시키는 과정이 필요한 것이다.[73] 개인차가 있겠지만 내 경험상으로도 초반 '정지' 시간이 있을 때, 훨씬 몸이 이완되면서 심리적으로 여유가 생기고 통증 대신 쾌감이 비교적 쉽게 찾아옴을 느꼈다. 만약 첫 경험이라 두렵다면 꼭 삽입을 숙제처럼 할 필요 없다. 전희 과정 그 자체를 즐기다가 여유가 생기면 하루는 새끼 손가락 한 마디 정도로만 성기를 넣어보고 마는 식으로 늘려가도 된다. 뭐든지 하루에 다 하려고 스스로에게 강박을 주지 말자. 상담실에서 20대 초반의 내담자들이 첫 경험 관련한 고민을 자주 털어놓는다. 처음부터 본인들이 생각하는 이상적인/매뉴얼대로/음란물에서 본 대로 하려고 하면 실패할 수밖에 없으니 조바심 내지 말고 서로의 몸을 천천히 알아가는 데에만 집중하자. 무언가를 완수해야 한다는 의무감을 섹스에서 가지는 순간 스트레스만 받는다.

이거 내가 이상한 거야?
응 아니야

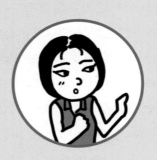

Q. 애인이 자꾸 나보고 '조여보라'는데 케겔 운동을 해야 할까?

A. 그럼 애인에게 '불려보라'고 답해주자.

여성이 흥분하면 질 내부 혈관이 부풀어 오른다. 그래서 여성이 흥분할수록 흔히 말하는 '삽입 시 조이는 느낌'이 더 강해지는 것이다. 즉 만약 애인이 여러분에게 질을 조여보라고 한다면 이는 곧 빨리 지금보다 더 흥분해보라는 소리와 같다. 알다시피 흥분은 상호적인 것으로, 애인이 당신에게 할 말은 아니다. 애인과의 섹스가 당신한테 흥분이 별로 안 된다는 말이니까. 그리고 사실 조여보라는 말을 반대로 해보면 참 웃긴 소리다. "그럼 넌 불려보든가."

Q. 관계 도중 자꾸 질 방귀가 나온다. 이유가 뭘까?

A. 질에는 공기가 들어갈 수 있고, 나올 수도 있다.

여성이 흥분하면 질 길이가 길어지고 질 내부가 부풀어 오른다. 그때 삽입이나 오럴 섹스를 하다 보면 공기가 질에 들어가기 쉬워진다. 이후 체위를 바꾸거나 전처럼 흥분되지 않은 상태로 돌아오면, 아까 전에 들어갔던 공기가 빠져 나오면서 흔히 말하는 '질 방귀'가 나오는 것이다. 혹은 성 경험과 무관하게 온몸이 이완되는 요가 자세(고양이 자세 등)를 취하거나 일상생활 중에 자기도 모르게 질 방귀가 나올 때가 있는데 그저 공기 빠지는 소리에 불과하므로 수치스러울 일이 전혀 아니다. 트림 정도라고 보면 된다. 질이 헐거워서 그렇다는 둥의 헛소리는 무식해서 웃음만 나올 뿐인데, 뒤집어 생각해보면 그렇게 말하는 남자의 성기 사이즈와 강직도가… 좀 모자란 것이 아닐지!

Q. 남자친구가 자꾸 정액을 먹어달라고 한다. 정액이 몸에 좋다는데, 이게 사실인가?

A. 우선, 정액은 80퍼센트 이상이 수분으로 이루어졌고 영양학적 가치가 전혀 없는 1칼로리짜리 배설물에 불과하다.

즉 정액은 우리 건강과 전혀 관련 없다. 몸에 그리 좋다면 남성 본인이 원샷하면 될 일이다. 포르노의 영향으로 애인에게 정액을 먹어달라고 하거나 강제로 입이나 얼굴에 사정하려는 남성들이 종종 보이는데, 대단히 이기적이다. 상대방이 거부 의사를 밝혔음에도 거듭 부탁하고 설득하는 것은 강요일 뿐이며 강제로, 억지로 성적 행위를 시도하는 것은 명백한 데이트 강간이다. 본인이 할 수 없는 것은 파트너에게도 시키지 말자. 사람 사이의 기본적인 배려마저도 침대 위에서는 지켜지지 않고 있는 것 같다. 우리는 이성적인 사고를 할 수 있다는 점에서 짐승과 다름을 잊지 않았으면 한다.

최근 미국에서 5만 2천여 명을 대상으로 성별 및 성적 취향에 따른 오르가슴 빈도를 조사했다.[74] 결과는 헤테로 남성(95%) 〉 게이(89%) 〉 레즈비언(86%) 〉 헤테로 여성 (65%) 순이었다. 구강 성교 만족도 역시 1위가 헤테로 남성, 꼴찌는 헤테로 여성인 것으로 드러났다.[75]

왜 꼭 섹스가 남자의 사정으로만 끝나야 하나? 섹스의 완성이 오르가슴인가, 사정인가? 오르가슴을 한쪽만 느끼고 끝나는 섹스는 너무 불공평하다. 섹스가 아니라 자위 같다. 영화 〈나우 이즈 굿〉에서 엄마가 딸에게 이렇게 말한다. "섹스를 쉽게 생각해선 안 돼. 매번 최선을 다해서 해야 돼." 그렇다. 대충 할 거면 안 하느니만 못하다.

성기 성형? '정상'의 기준은 누가 정하나

소음순이 대음순보다 긴 것은 100퍼센트 정상이다. 소
음순은 대음순으로 덮인 경우도 있고 밖으로 드러난 경
우도 있다.

- 여성의학과 전문의 리사 랭킨[76]

상담을 하다 보면 꽤 많은 친구들이 소음순 수술을 할까
고민이라고 말한다. 그 이유도 다양하다. 모양이 대칭이
아닌 것 같아서, 늘어나서, 색깔이 왜 핑크색이 아닌 건지
등등. 물론 누군가는 소음순 수술이 정말 필요할 수도 있
다. 소음순의 구조적인 문제로 질염에 쉽게 걸리거나 옷에
쓸리거나 해서 발진, 접촉성 피부염을 자주 겪는 사람, 또
는 피지가 소음순 사이에 자주 끼어 염증이 쉽게 유발되는
사람도 있으니까. 이런 경우 꽉 끼는 속옷이나 겉옷 대신
편한 옷을 입으면 해결되는 경우가 많으나 정말 증상이 불
편하면 수술적 치료를 고려해볼 수 있다. 하지만 어떤 사
람들은 그저 '예쁜' 성기를 위해 수술을 결심한다. 생각해
보면 이상하다. 보통 눈알 크기나 콧구멍 두 짝의 비대칭
은 크게 신경 쓰지 않는데 왜 유독 성기 모양에 그렇게 신

경을 쓰게 된 걸까? 심지어 겉으로 보이는 신체 부위도 아닌데 말이다! 사실 우리 몸을 반으로 나눠서 보더라도 왼쪽과 오른쪽이 완벽히 대칭일 순 없다. 사람은 모두 신체의 좌우가 어느 정도 비대칭이다. 또 어떤 남성도 음낭 두 짝이 짝짝이라고 해서 음낭 대칭 수술을 받진 않는다. 그리고 성기의 색깔과 모양은 성호르몬의 영향 및 일상생활 속 마찰로 인해 살면서 계속 변하기 마련이다. 즉 우리가 활동을 하고 나이를 먹어감에 따라 겪게 되는 자연스러운 변화에 불과한데, 마치 성기의 생김새에도 모범 답안이 있는 것처럼 구는 풍조는 상당히 잘못되어 있다.

이 책을 읽었다면 처녀막 재생술, 질 필러 등이 얼마나 무의미한 시술들인지 이제 알 것이다. 성형 수술 부작용이 있듯 질 성형 부작용도 절대 무시할 수 없다. 현실이 아닌 포르노를 바탕으로 여성의 음순 모양에 대해 왈가왈부하는 인터넷 댓글들은 헛소리에 불과하며, '정상'적인 음순의 모양은 따로 없다.

37년간 여성의 생식기를 연구해온 예일대학교 의과대학의 메리 민킨(Mary Jane Minkin)박사는 지금껏 한 번도 비정상적인 음순이라고 말할 법한 생식기를 본 적이 없다고 말했다.[77] 우리는 자신의 성기를 있는 그대로 사랑해줄 필요가 있다. 지금보다 더 많이.

부록

산부인과
사용설명서

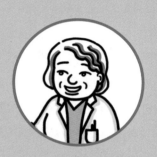

■ 의료 기록 지우는 법

아무리 시대가 바뀌었다지만 여전히 여성의학과, 즉 산부인과 방문에 심적 부담을 느끼는 사람이 많은 것 같다. 아프면 병원에 가야 하고, 걱정되면 검사를 해보는 건 다른 질환이나 장기라면 너무나 당연한 수순인데 말이다. 산부인과는 출산할 때만 가는 게 아닌데, 비혼, 미혼 여성의 방문에 편견 섞인 인식을 가지고 있는 사람이 이 나라에 너무 많다. 쉽게 말해 산부인과에 방문한 여성을 곧 '비처녀'로 보는 나라니까.

내 또래 친구들이 포궁과 성 건강 관련 문제로 고민할 때 "병원 가서 검사 한번 받아봐. 치료는 받아야 하지 않을까?" 하고 말하면 가장 먼저 돌아오는 말이 "근데 우리 엄마가 알면 어떡하지? 가면 기록 남겠지?"인 것만 봐도 그렇다.

그런데 정말 안타깝게도 나부터도 내 부모님의 인식 개선은 못 하고 있어서 그와 관련해서는 조언하기 어렵다. 대신 최소한 연말정산 때 의료 기록을 부모님께 들킬까 봐 (?) 걱정할 친구들을 위해 홈택스에서 의료 기록 삭제하는 법을 알아왔다. 산부인과에 방문하는 것은 내 몸을 사랑하는 한 방법일 뿐이고 절대 부끄러워할 필요가 없지만 나부터가 (아빠한테 혼날까 봐) 몰래 산부인과를 방문했던 사람으로서 일단 급한 불부터 *끄*자는 취지임을 이해해줬으면 좋겠다.

어쨌든 걱정되고 아프면 병원에 가야 한다. 검사를 미루다가 더 크게 병나는 것보다는 기록을 삭제하든 어떻게 하든 빨리 병원부터 들렀으면 좋겠다. 앞으로는 굳이 이런 정보를 소개할 필요가 없는 사회가 오기를 간절히 바란다. 의료인은 아픈 나를 돈 받고 도와주는 전문가이다. 질환이 의심될 때 병원에 가 치료를 받는 것은 환자의 권리라는 거다. 그 권리를 부디 누려라.

우선 내가 지금부터 알려줄 방법은 불법이 아니다! 국세청 고객센터에 문의해서 확실히 안내받은 사항일 뿐이다. 우리는 자신의 의료 기록을 국세청에 일일이 공개할 의무가 없다. 당연한 말이지만, 부모에게도.

국세청 홈택스 사이트에서 의료 기록 지우기

먼저, 당신이 성인이라면 부모가 자녀의 의료 기록을 연말 정산 기간(보통 1월 중순-3월 초) 전에는 절대 조회할 수 없다. 정산 기간에도 당신의 공인인증서 동의 없이는 불가능하다. 따라서 우리는 저 기간 전에 산부인과 방문 기록을 지울 거다.

기록 지우는 방법을 알기 전에 또 하나 참고할 사항이 있다. 예를 들어 2018년 한 해 동안 방문했던 병원 기록을 포함한 개인의 모든 구매 기록은 2018년 10월부터 쭉~ 언제든지 지울 수 있다. 즉 2017년 기록은 2018년 1월이든 2월이든, 2017년 10월만 지났으면 없앨 수 있다! 더 쉽게, 매년 10월부터 연말 정산 전까지를 그 해의 구매 기록 지우는 기간이라고 외워두면 편하다.

홈택스 홈페이지에 PC로 접속해서 다음 단계를 밟으면 된다.

1. 홈택스(hometax.go.kr) 접속 – 조회자가 로그인(비로그인 가능) – [조회/발급] 클릭 – 연말 정산 [연말 정산 간소화] 클릭 – (근로자)자료 조회 [소득세액공제자료 삭제] 클릭.

2. [발급 기관별 삭제 신청] 클릭 – 성명과 주민등록번호 입력.

3. [귀속년도] 선택 – [자료공제항목] 선택 – [사업자등록번호] 입력.

4. 사업자등록번호 모를 경우 [사업자 검색] 클릭 – [기관명] 입력 – [조회하기] 클릭 – "상호명" 확인하여 더블 클릭하면 반영됨.

5. [조회하기] 클릭 – [삭제 자료] 확인 후 [동의함] 체크.

6. [본인 인증으로 신청하기] 클릭 – 팝업창 "위 내용에 대해 충분히 이해하고 ~ 신청합니다." 체크 후 [확인] 클릭.

7. "자료가 완전히 삭제되어 ~ 그래도 계속 진행하시겠습니까?" [예] 클릭.

8. [사용자 인증 선택]에서 인증 수단(공인인증서, 브라우저, 휴대전화, 신용카드) 중 가능한 것으로 인증 완료 [확인] 클릭.

9. "[삭제 완료] 버튼을 클릭하면 신청하신 소득세액공제자료가 삭제됩니다." [삭제 완료] 클릭.

10. "정상적으로 처리되었습니다." [확인] 클릭하면 삭제 완료됨.

위 단계 도중 어려움이 있다면 국번 없이 126(국세청 고객센터)에 문의하면 된다. 공휴일 제외, 평일 9-18시까지 상담 받을 수 있다. 그리고 만에 하나 삭제할 수 있는 시기가 지났다고 하더라도 연말 정산에서는 병원명과 금액만 나올 뿐 진료 내역과 검사 결과는 나오지 않는다. 만약 병원에서 부모의 요청에 따라 성인인 자녀의 진료 기록을 제공한다면 이는 명백한 의료법 위반이다(미성년자 자녀에 대해서는 반드시 부모의 동의가 있어야 한다).

■ 산부인과 검진 시뮬레이션

포궁 검진을 받으러 가면 어떤 일을 겪게 될까?

이제 산부인과 병원에 갈 마음을 먹었다면 방문하기 전에 어떤 일을 겪게 될지 미리 알아보자! 일단 가기 전에 여러분의 최근 마지막 생리 시작일 정도는 알아두는 것이 좋다. 정확한 검진을 위해 전문의가 웬만하면 꼭 물어보기 때문이다. 평소 생리 어플을 이용하여 체크해놓는 것이 포궁 건강을 챙기는 데에도 효과적이다. 이후 필요에 따라 의사가 검사를 진행할 수도 있다. 내가 질경을 사용하는 검사 과정도 모른 채 처음 병원 간 날을 떠올려보니 차라리 미리 알고 가면 더 나았을 거란 생각이 들어 그 과정을 지금부터 자세히 설명하겠다. 일단 병원에 대한 인식부터가 사회적 차원에서 바뀌어야겠지만 아무래도 내부 생식기에 무언가를 넣어야 하는 검사 방식이다 보니 모르고 가면 낯설 수밖에 없다. 다음은 가장 대표적으로 해볼 수 있는 자궁경부암과 HPV 검사 과정이다.

1. 검사에 앞서 아마도 간호사가 여러분에게 '성 경험 여부'를 물을 것이다. 이는 질경을 사용할 수 있는지 파악

하기 위해 묻는 것이다.

2. 우선 입고 간 하의를 벗고 보통 병원에서 주는 펑퍼짐한 긴 치마로 갈아입은 뒤 검사하는 곳으로 온다.

3. 여성 신체의 해부학적 구조 상, 다리를 벌리는 자세를 취해야 정확한 진찰을 할 수 있다. 뒤로 젖혀져 있는 침대와 비슷한 의자 위에 치마를 걷어 올린 채로 엉덩이가 높이 올라가게 누운 다음에 양 다리를 벌린다. 병원에 따라 의사와 환자가 서로 얼굴이 마주치지 않도록 다리 아래쪽에 커튼을 쳐주기도 한다.

4. 질경(차가운 쇳덩어리 느낌)으로 질 입구를 벌린 뒤 고정시킨다. 고정시킬 때 나사 돌리는 소리가 들릴 거다. 이 과정 내내 질 입구와 골반 근육에 힘을 풀어야 덜 아프다. 안 아픈 사람도 있다. 금방 끝나므로 조금만 긴장을 풀고 힘을 빼보자. 검사가 끝나기도 전에 다리를 오므리거나 힘을 주면 살이 집힐 수 있으니 주의해야 한다. 나도 초기에 너무 긴장해서 집힐 뻔했다.

교차 감염(병원에서 진료용 기구 등 물품을 매개로 하여 일어나

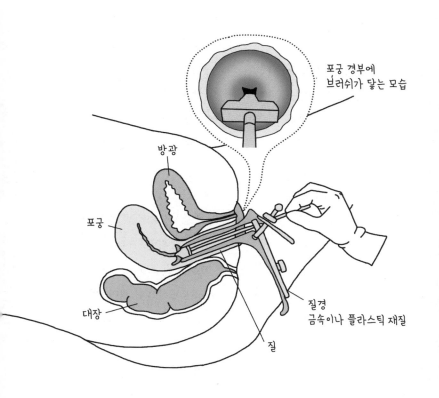

자궁 경부에
브러쉬가 닿는 모습

방광

자궁

대장

질경
금속이나 플라스틱 재질

질

질경으로 검진하는 과정

는 감염)을 미연에 방지하기 위해 추가 비용을 내고 일회용 질경을 사용하겠다고 사전에 말해야 한다. 아무리 질경을 소독한다지만 일회용 질경을 사용하는 것이 훨씬 위생적일 수밖에 없다. 이와 관련된 의학 논문[78]에서도 최소한 10분 이상 물로 끓인 질경이 아닌 이상 감염 가능성이 있으므로 반드시 일회용 질경을 사용할 것을 전문가에게 권고하고 있다. 그런데 한국은 낮은 의료 수가 문제 및 건강보험심사평가원의 단속으로 구비가 안 되거나 일회용 질경 사용을 자유롭게 하기 어려운 병원이 꽤 있는 편이라 반드시 사전에 전화로 알아보고 갈 것! 건강보험심사평가원 측에서 의료진과 환자 모두를 위한 대안을 빠른 시일 내에 마련해줬으면 한다(질경 외에도 개별 소독 포셉 여부, 초음파 검사 장비 등 이런저런 교차 감염이 불안하다면 아침에 병원이 문 열리자마자 첫 손님으로 진료 받는 것이 가장 안전하다. 이것도 일종의 팁이랄까?).

지금은 나도 질경 단계를 익숙하게 지나가지만 난생 처음으로 병원에 갔을 땐 이 과정이 너무 낯설어서 엄청 떨었다. 그때 의사가 지금부터 같이 심호흡해보자며 긴장을 풀어주고 검사 의자에서 내려올 때 손을 잡아주는 등 도와주었던 것이 기억이 난다. 이왕이면 여성 의사가 있는 병원에 가는 것을 경험상 추천한다.

5. 소독 포셉으로 포궁 경부를 소독한다.

6. 매우 작은 브러시로 경부를 살짝 쓸어내서 검사할 조직을 채취한다.

7. 검사가 끝난 후 결과를 확인할 방법을 데스크에 말한다. (일반적으로 전화/문자/직접 방문/우편 중 선택)

8. 병원에서 해당 검체를 검사 기관에 맡긴다.

9. 이후 보통 최대 7일 안에 결과가 나오며 그에 따라 내원하여 치료가 필요할 수 있다.

이건 내 개인적인 견해지만 산부인과만큼은 편안한 조명과 음향이 구비되었으면 한다. 문득 최근에 갔던 병원이 생각난다. 진료실은 밝았지만 검사실에서는 내 쪽 조명만 어둡게 해준 덕분에 눈을 편히 감은 채로 검사를 받을 수 있었다. 하지만 어떤 병원은 조명은커녕 대기실 TV로 질필러, 소음순 성형 광고를 계속 보여줘서 진료 들어가기 전부터 스트레스를 받은 경험이 있다.

그리고 최근(2019년 2월) 맨체스터대학교 연구팀에 따르면[79] 소변으로도 HPV 검사를 할 수 있다고 한다. 차가운 질경과 브러시를 사용하는 기존 검사의 정확도가 (연구 기준) 89퍼센트인데, 소변 HPV 검사는 정확도가 83퍼센트로 꽤 높았다. 우리 나라에 상용화된다면 앞으로 병원 가는 날에 마음이 한결 가벼울 것 같다.

상담과 도움을 받을 수 있는 기관/단체

관련 기관	전화번호
청소년사이버상담센터	1388
청소년폭력예방재단(학교폭력 신고)	1588-9128
한국여성인권진흥원	1366
아동·여성·장애인 경찰지원센터(학교 및 여성 폭력 신고)	117
한국여성상담센터	02-953-2017
한국여성의전화	02-2263-6464
대한법률구조공단	132
국가인권위원회	1331
건강가정지원센터	1577-9337
가족상담전화(양육비, 한부모, 임신)	1644-6621
푸른아우성(성 상담)	02-332-9978
사람마음(트라우마 전문 비영리 민간 심리 치료 인권센터)	02-747-1210
정신건강위기상담전화	1577-0199
장애여성공감(장애 여성 성폭력 상담)	02-3013-1367
청소년성소수자위기지원센터 띵동	02-924-1227
한국레즈비언상담소	02-718-3542
서울해바라기센터(성폭력 범죄 피해자 상담, 의료, 법률 통합지원)	02-3672-0365
한국청소년쉼터협의회 (가출 청소년 지원)	02-403-9171

에필로그

과거를 되돌아보면, 나는 생리를 하면 어떻게 되는지 모른 채로 초경을 겪었고 첫 경험을 하고 나면 어떤 변화를 마주하게 될지 모른 채로 첫 섹스를 했다. 어쩌면 출산 후의 모습도 '모른' 채로 결혼을 하고 아이를 낳게 됐을지도 모르겠다. 경험해보기 전까지는 원래 다 그런 거라고? 미리 알았더라면 나는 최소한 '선택'할 수 있었을 것이다. 주관을 가지고 선택을 하는 것과 통과의례처럼 견디고 버텨야 하는 것은 차원이 다른 문제다. 나는 여러분 모두가 연령에 상관없이 자신을 위한 선택을 지금보다 더 많이 할 수 있길 바란다. 이를 위해 책 속의 사실들이 널리 알려지면 좋겠다. 내 또래 친구들은 물론 초등학생인 내 동생까지 몰라서 두렵고, 억울하고, 울고 싶은 상태로 몸의 변화를 겪지 않게 도와주고 싶다. 이것이 이 책을 쓴 이유이자 궁극적인 내 인생의 지향점이다.

그리고 이 책을 계기로 여성들이 '성'과 '내 몸'에 대한 이야기를 사적으로든 공적으로든 많이 하게 되었으면 좋겠다.

여성이 신체에 대해 가지는 여러 의문들은 지극히 정상적이다. 그것은 예민한 것도, 밝히는 것도 아니다. 병원과 사회에 개선점을 제기할 수도 있고 궁금한 게 있다면 정확한 정보를 제공받을 수 있어야 한다고 생각한다. 앞으로 해결되어야 할 부분이 너무도 많다. 당연한 명제들이 더 당연하게 받아들여질 수 있도록 우리는 지금보다 더 많이 의문을 품고 고민을 해도 된다. 그 고민들에 이 책이 조금이나마 도움이 되었으면 하는 마음이다.

책을 마치기에 앞서 편집에 혼신의 힘을 써주신 위즈덤하우스 박혜정 과장님, 사이다와 감동이 모두 담긴 삽화를 그려주신 이다 작가님, 세심한 조언과 꼼꼼한 감수를 해주신 정선화 전문의님께 깊은 감사를 표한다. 또 기쁠 때나 슬플 때나 함께해준 내 소중한 벗들에게 참 고맙다는 말을 전하고 싶다. 그리고 늘 나를 아이처럼 걱정하는 우리 엄마, 진심으로 존경하고 사랑합니다. 어쩌면 엄마로서는 아직 받아들이기 힘든 내용들도 많았을 텐데, 끝까지 읽어주셔서 정말 감사해요. 마지막으로 언젠가 읽게 될 내 동생들아. 분비물이 나오기 시작하면 일반적으로는 몇 년 안에 초경을 하게 될 거란다. 그러니 냉이 나오고 있다면 지금부터 미리 가방에 생리대 챙겨서 다녀. 그날 당황하지 않고 언니가 알려준 대로 잘 준비하길 바랄게. 초경하면 꼭 언니한테 말해줘~ 사랑해.

주

1 윤정원, "꽃향기 나는 질을 원하십니까?", 〈시사인〉, 2017.6.2.

2 Catriona S. Bradshaw et al., "Etiologies of Non-gonococcal Urethritis: Bacteria, Viruses, and the Association with Orogenital Exposure", 〈The Journal of Infectious Diseases〉, vol.193, 2006.

3 Pawel Gajer et al., "Temporal Dynamics of the Human Vaginal Microbiota", 〈Science Translational Medicine〉, 2012.

4 Vittorio Unfer et al., "Effects of Myo-Inositol in Women with PCOS: A Systematic Review of Randomized Controlled Trials", 〈Gynecological Endocrinology〉, vol.28, 2012.2.1.
Enrico Papaleo et al., "Myo-Inositol in Patients with Polycystic Ovary Syndrome: A Novel Method for Ovulation Induction", 〈Gynecological Endocrinology〉, 2007.10.10.
Zdravko Kamenov et al., "Ovulation Induction with Myo-Inositol Alone and in Combination with Clomiphene Citrate in Polycystic Ovarian Syndrome Patients with Insulin Resistance", 〈Gynecological Endocrinology〉, 2015.2.31.

5 Kate Shkodzik, "Running on Your Period is Actually Good for You. Here's Why", 〈Flo Health〉, 2018.12.7.

6 Varsha Shourie et al., "The Effect of Menstrual Cycle on Periodontal Health-A Clinical and Microbiological Study", 〈Oral Health and Preventive Dentistry〉, 2012.

7 박철원, "전(全) 성분을 공개한다고 생리대 안전성이 확보되는 것은 아니다", 〈아는 의사〉, 2017.10.19.

8 Louis Nonfoux et al., "Impact of Currently Marketed Tampons and Menstrual Cups on Staphylococcus aureus Growth and Toxic Shock Syndrome Toxin 1 Production In Vitro", 〈American Society for Microbiology〉, 2018.5.31.

9 Joyce A. Adams et al., "Differences in Hymenal Morphology Between Adolescent Girls with and without A History of Consensual Sexual Intercourse", 〈Archives of Pediatrics and Adolescent Medicine〉, 2004.3.

10 알리스 슈바르처, 《아주 작은 차이 그 엄청난 결과》, 일다, 2017.

11 James Mitchell Crow, "HPV:The global burden", 〈Nature〉, vol.488, 2012.

12 심재억, "男 모르는 병 자궁암 정복 희망 있다", 〈서울신문〉, 2005.11.14.

13 Elizabeth A. Van Dyne et al., "Trends in Human Papillomavirus-Associated Cancers-United States, 1999-2015", 〈CDC Morbidity and Mortality Weekly Report〉, vol.67, 2018.

14 Fergal Kavanagh et al., "Human Papilloma Virus-Associated Head and Neck Cancer: A 21st Century Pandemic; Assessing Student Awareness and Knowledge", 〈Irish Medical Journal〉, 2018.

15 Yang Yang et al., "Correlation between HPV Sperm Infection and Male Infertility", 〈Asian Journal of Andrology〉, 2013.

16 Tiatou Souho et al., "Human Papillomavirus Infection and Fertility Alteration: A Systematic Review", 〈PLOS ONE〉, vol.2015, 2015.

17 Friederike Klein et al., "Incidence of Human Papilloma Virus in Lung Cancer", 〈Lung Cancer〉, vol.65, 2009.7.

18 이지은, "모체에서 태아로의 인유두종바이러스 수직감염", 〈주간 건강과 질병〉, 질병관리본부, 2012.3.2.

19 Teresa A. Anderson et al., "A Study of Human Papillomavirus on Vaginally Inserted Sex Toys, Before and After Cleaning, among Women Who Have Sex With Women and Men", 〈Sexually Transmitted Infections〉, vol.90, 2014.

20 Rachel L. Winer et al., "Detection of Genital HPV Types in Fingertip Samples from Newly Sexually Active Female University Students", 〈Cancer Epidemiology, Biomarkers & Prevention〉, 2011.7.1.

21 Petter Hallmo et al., "Laryngeal Papillomatosis with Human Papillomavirus DNA Contracted by A Laser Surgeon", 〈European Archives of Oto-Rhino-Laryngology〉, 1991.

22 오우석, "생식기 헤르페스바이러스 2형", 〈영남일보〉, 2017.9.5.

23 "HPV and Cancer", Cancer Research UK, 2019.1.20. https://www.cancerresearchuk.org/about-cancer/causes-of-cancer/infections-eg-HPV-and-cancer/HPV-and-cancer

24 Darron R. Brown et al., "Human Papillomavirus in Older Women: New Infection or Reactivation?", 〈Journal of Infectious Diseases〉, 2013.1.15.

25 Wending Li et al., "Association of Age and Viral Factors with High-

Risk HPV Persistence: A Retrospective Follow-Up Study", 〈Gynecologic Oncology〉, vol.154, Issue 2, 2019.8, pp.345-353.

26 Wending Li et al., "Association of Age and Viral Factors with High-Risk HPV Persistence: A Retrospective Follow-Up Study", 〈Gynecologic Oncology〉, vol.154, Issue 2, 2019.8, pp.345-353.

27 Marie Savard, "Facts And Information About HPV", 〈The digene HPV Test〉, [최종 접속 2019.5.13.] http://www.theHPVtest.com/about-HPV/HPV-faqs/?LanguageCheck=1 [링크 유실]

28 IARC Working Group on the Evaluation of Carcinogenic Risks to Humans, 《Biological Agents - IARC Monographs on the Evaluation of Carcinogenic Risks to Humans Volume 100B》, IARC, 2012.

29 William Bonnez, 《Guide to Genital HPV Infection [German ed]: Diseases and Prevention》, CRC Press, 2013, p.3.

30 소경아 외, "The Impact of High-Risk HPV Genotypes Other than HPV 16/18 on the Natural Course of Abnormal Cervical Cytology: A Korean HPV Cohort Study", 〈Cancer Research and Treatment〉, 2016.3.9.

31 김수진, "가다실9, 자궁경부암 예방범위 70-〉90%", 〈헬스조선〉, 2019.3.28.

32 이성주, "자궁경부암 백신, 100% 마법은 없다", 〈코메디닷컴〉, 2008.10.19.

33 김길수, "호주 자궁경부암 효과적 퇴치 첫 국가 가능성… HPV 백신 무료 접종 프로그램 도입 감염률 '뚝'", 〈글로벌이코노믹〉, 2018.3.7.

34 Anna Giuliano et al., "Genital Infection With HPV in Men: Research into Practice", 〈The Lancet〉, vol.377, 2011.

35 Sylvia L. Ranjeva et al., "Recurring Infection with Ecologically Distinct HPV Types Can Explain High Prevalence and Diversity", 〈Proceedings of the National Academy of Sciences of the United States of America〉, 2017.12.19.

36 Marc Steben, "A Very Common Intimate Concern: "Will My Genital Warts Ever Stop Recurring?"", 〈The Journal of Infectious Diseases〉, Vol.219, 2018.10.22.

37 Joseph Mercola, "Questionable Tactics Used in Vaccine 'Safety' Testing", 〈MERCOLA Take Control of Your Health〉, 2018.6.12.

38 Elmar A. Joura et al., "Effect of the Human Papillomavirus (HPV) Quadrivalent Vaccine in a Subgroup of Women with Cervical and Vulvar

Disease: Retrospective Pooled Analysis of Trial Data", 〈The BMJ〉, 2012.3.27.

39 "인유두종 고위험군 HPV58 양성 검출된다 걱정된다", 네이버지식인, 2019.1.20. https://kin.naver.com/qna/detail.nhn?d1id=7&dirId=7011404 &docId=164796136&qb=65iQ7ZWcIOyE.seq0gOqzhOulvCDtlLztlZjshZTs hJwg67CU7J2065+s7Iqk7JeQIOuMgO2VnCDrhbjstpzsnYQg7ZS87ZWY7I uc64qUIOqyg+ydtCDsoovqsqDrhKTsmpQ=&enc=utf8&section=kin&rank =2&search_sort=0&spq=0

40 "ALL ABOUT HPV (THE HUMAN PAPILLOMAVIRUS)", Whall Health Center University of Washington, 2019.6.20. http://depts.washington. edu/hhpccweb/health-resource/all-about-HPV-the-human- papillomavirus-4/

41 "Frequently Asked Questions for HPV", Jo's Cervical Cancer Trust, 2019.6.20. https://www.jostrust.org.uk/faq/HPV

42 김미경 외, "자궁경부암과 HPV 백신", 〈대한의사협회지〉, 2009, p.1181.

43 Dominique Barnes et al., "Linking Cervicovaginal Immune Signatures, HPV and Microbiota Composition in Cervical Carcinogenesis in Non- Hispanic and Hispanic Women", 〈Scientific Reports〉, 2018.

44 JR THORPE, "HPV Changes The Vaginal Microbiome, A New Study Says", 〈BUSTLE〉, 2019.9.20.

45 Alok Mishra et al., "Curcumin as An Anti-Human Papillomavirus and Anti- Cancer Compound", 〈Future Oncology〉, 2015.

46 오희영 외, "Synergistic Effect of Viral Load and Alcohol Consumption on the Risk of Persistent High-Risk Human Papillomavirus Infection", 〈PLOS ONE〉, 2014.8.20.

47 김혜민 외, "Alloferon Alleviates Dextran Sulfate Sodium-induced Colitis", 〈Synapse Journals〉, 2015.6.15.

48 이규하, "자궁경부암 원인바이러스 치료에 한 발짝… 해양생물 바이오 산업 탄력", 〈뉴스핌〉, 2017.12.13.

49 Yang Li et al., "Human Papillomavirus Type 58 Genome Variations and RNA Expression in Cervical Lesions", 〈J Virol〉, 2013.6.19.

50 윤정원, "성매개감염에 대처하는 커플의 자세", 〈시사인〉, 2018.1.24.

51 Christine Johnston et al., "Virologic and Immunologic Evidence of

Multifocal Genital Herpes Simplex Virus 2 Infection", 〈Journal of Virology〉, 2014.

52 Sita Awasthi et al., "Nucleoside-Modified Mrna Encoding HSV-2 Glycoproteins C, D, and E Prevents Clinical and Subclinical Genital Herpes", 〈Science Immunology〉, vol.4, 2019.9.20.

53 남계현, "자궁경부암 '텔레써비코' 검사 정확도 보완", 〈프라임경제〉, 2016.5.26.

54 편집부, "자궁경부암, 세포진 검사와 HPV 검사의 차이점은?", 〈헬스조선〉, 2017.12.29.

55 오인규, "자궁경부암 검진, HPV DNA 검사 더해 정확도 올린다", 〈의학신문〉, 2019.5.2.

56 손정은, "대한산부인과의사회 "자궁경부암 검진, 세포검사와 HPV 검사 동시에 받아야"", 〈뉴데일리경제〉, 2017.4.10.

57 가톨릭 관동대학교 산학협력단, 〈HPV 유전형 검사 외부정도평가 프로그램 개발 최종보고서〉, 보건복지부, 2014.

58 김주희 외, "Comparison of Single-, Double- and Triple-Combined Testing, Including Pap Test, HPV DNA Test and Cervicography, as Screening Methods for the Detection of Uterine Cervical Cancer", 〈Oncology Reports〉, vol.29, 2013.

59 Andrea Garolla, et al., "Human Papillomavirus Prophylactic Vaccination Improves Reproductive Outcome in Infertile Patients with HPV Semen Infection: A Retrospective Study", 〈Scientific Reports〉, 2018.

60 고려대학교 안산병원 간호부 홈페이지 소식지, [최종 접속 2018.7.15.] http://www.kumcansannr.com/sosicji/so0903_6.html [링크 유실]

61 구성애, "성교육 전문가 과정 유료강의 16강 성각론", 푸른아우성 웹사이트, http://www.aoosung.com/edu/pro/list.php?Index=292

62 이현정, "빨라진 性… 10·20代 HPV 감염 땐 2~3년만에 자궁경부癌", 〈헬스조선〉, 2016.3.2.

63 "Why the People of NoFap Become Successful", Youtube, 2015.12.8, https://youtu.be/-oM6wDxaXI0

64 황인섭, "여성의 유발성 전정통", 〈부산여성신문〉, 2016.12.23.

65 Cesare Battaglia et al., "Sexual Behavior and Oral Contraception: A Pilot Study", 〈The Journal of Sexual Medicine〉, vol.9, 2012.2.

66 Nicole Pajer, "Is It Normal to Cramp After Sex?", 〈The Huffington Post〉, 2018.10.18.

67 Jean-Pierre Allam et al., "Semen Allergy", 〈Hautarzt〉, 2015.11.

68 Sean Braswell, "How the Mob Introduced Americans to Oral Sex", 〈OZY〉, 2015.8.20.

69 Cory Stieg, "What to Do When Doggy Style Sex Gets Uncomfortable", 〈Refinery29〉, 2018.11.17.

70 최신혜, "꼭 알아야 할 체위", 〈헬스경향〉, 2014.1.3.

71 강미지, "단순 미란과 자궁경부 염증의 차이, 자궁경부염 원인은?", 〈하이닥〉, 2015.10.27.

72 Linda P. Rouse, 《Marital and Sexual Lifestyles in the United States: Attitudes, Behaviors, and Relationships in Social Context》 Routledge, 2002, p.38.

73 아담 토쿠나가, 《슬로우 섹스》, 바우하우스, 2009.

74 Carm De Santis et al., "Archives of Sexual Behavior", 〈Springer US〉, vol.48, 2019.

75 Karen L. Blair et al., "Not All Orgasms Were Created Equal: Differences in Frequency and Satisfaction of Orgasm Experiences by Sexual Activity in Same-Sex versus Mixed-Sex Relationships", 〈The Journal of Sex Research〉, 2017.3.31.

76 리사 랭킨, 《마이 시크릿 닥터》, 전미영 옮김, 릿지, 2014.6.13.

77 Zahra Barnes, "Your Labia Are Totally Normal, Trust Us", 〈SELF〉, 2016.4.4.

78 Dennis J. McCance et al., "Risk of Transmission of Human Papillomavirus by Vaginal Specula", 〈Lancet〉, 1986.10.4.
"Risk of Transmission of HPV from Vaginal Specula", OBP Medical Corporation, 2014.12.9. https://obpmedical.com/risk-transmission-HPV-vaginal-specula/

79 Emma J. Crosbie et al., "Cross-Sectional Study of HPV Testing in Self-Sampled Urine and Comparison with Matched Vaginal and Cervical Samples In Women Attending Colposcopy for the Management of Abnormal Cervical Screening", 〈BMJ Open〉, 2019.2.4.

질 좋은 책

초판 1쇄 발행 2019년 12월 18일 **초판 4쇄 발행** 2022년 5월 3일

지은이 정수연
감　수 정선화
펴낸이 이승현

편집1 본부장 한수미
에세이1 팀장 최유연
표지 일러스트·본문 만화 이다
본문 삽화 연은영
디자인 urbook

펴낸곳 ㈜위즈덤하우스 **출판등록** 2000년 5월 23일 제13-1071호
주소 서울특별시 마포구 양화로 19 합정오피스빌딩 17층
전화 02) 2179-5600 **홈페이지** www.wisdomhouse.co.kr

ⓒ 정수연, 2019

ISBN 979-11-90427-50-0 03510